DE

L'HÉMORRHAGIE DES MÉNINGES

CHEZ LES ALIÉNÉS,

PAR

le Docteur JOIRE,

Lauréat de la Faculté de Médecine de Paris, Médecin de l'Asile d'Aliénés de Lommelet (Lille.)

PARIS

IMPRIMERIE DE MOQUET

92, rue de la Harpe

185

DE L'HÉMORRHAGIE DES MÉNINGES

CHEZ LES ALIÉNÉS.

L'apoplexie des méninges a été dans ces dernières années l'objet de travaux importants ; cependant plusieurs questions qui s'y rattachent sont encore indécises. Pour certains cas, le siége de l'hémorrhagie est demeuré douteux ; les rapports entre les lésions constatées sur le cadavre et les manifestations symptômatiques observées pendant la vie sont loin d'être irrévocablement fixés ; la distinction au point de vue symptomatique, entre l'hémorrhagie qui siége dans les membranes et celle qui se fait au sein même de la substance du cerveau, n'a pas encore pu être établie ; cependant la haute importance de ces questions n'est nulle part révoquée en doute.

Des recherches nécroscopiques poursuivies depuis près de 10 ans avec persévérance m'ont fait rencontrer un nombre assez notable de cas d'hémorrhagie des méninges. C'est en les prenant pour base que je me suis proposé d'aborder l'étude de cette affection. Plusieurs des graves questions qui ont trait aux altérations de l'encéphale et aux désordres fonctionnels qu'elles entraînent, se présenteront durant le cours de ce travail, je n'aurai garde de les laisser passer sans en rien dire. Parviendra-t-il à éclaircir quelques unes de celles que je posais tout à l'heure comme pendante ? Je n'ose l'affirmer à l'avance ; mais du moins les faits qui lui servent de base, con toujours leur valeur ; et je puis penser que si son mérite intrinsèque n'en rehausse pas l'importance, il sera du moins jugé digne, grâce à eux, d'être pris en quelque considération par quiconque dans l'avenir voudra aborder le même sujet.

Bien que les recherches qui font la base de ce travail aient été faites sur une catégorie de sujets toute exceptionnelle, on ne peut disconvenir cependant qu'elles puissent être l'objet d'application générale. L'hémorrhagie des méninges n'a pas chez l'aliéné des manifestations symptômatiques différentes que chez tout autre individu ; les altérations organiques du cerveau chez lui n'ont pas que la folie pour signe révélateur ; et ce dernier état, qui est loin de s'expliquer toujours par l'organisme, n'empêche pas les désordres graves de l'encéphale de se traduire par leurs manifestations fonctionnelles ordinaires. Je serai donc justifié à faire rentrer à cet égard les aliénés dans le droit commun et à faire de mes recherches un objet d'application générale.

L'hémorrhagie des méninges n'est pas la moins commune des lésions encéphaliques rencontrées chez les aliénés : sur un chiffre de 134 ouverture de cadavres pratiquées depuis 1848, j'ai rencontré cette lésion, à des degrés divers de gravité, 40 fois.

La distinction établie entre les hémorrhagies qui siégent dans la cavité même de l'arachnoïde et celles qui ont lieu en dehors de cette cavité peut en général être faite assez bien après la mort (je laisse à part pour le moment quelques cas douteux qui pourraient être l'objet de dissidence); mais nous verrons qu'il n'en est pas de même à l'égard des phénomènes symptômatiques qui les accompagnent. Ils présentent cependant des différences suffisantes pour justifier l'étude isolée que nous faisons de chacune d'elles, pour la plus grande partie de leur histoire. Il est des points au sujet desquels elles peuvent être confondues; nous réunirons alors pour éviter des redites, l'étude générale des trois formes DE L'HÉMORRHAGIE MÉNINGÉE.

Hémorrhagie intra-arachnoïdienne.

L'hémorragie intra-arachnoïdienne va nous occuper d'abord; elle m'a fourni douze faits qui vont faire la base de nos investigations.

Altérations anatomiques. — Remarquons d'abord la nature des tissus au sein desquels s'opère l'épanchement sanguin. Il s'agit d'une membrane séreuse; considérée en particulier dans l'arachnoïde, la lésion organique ne diffère pas de ce qu'elle est dans les tissus analogues de l'économie ; l'identité permet de nous éclairer des notions fournies par l'investigation des altérations des autres séreuses. Les manifestations symptômatiques consécutives doivent différer beaucoup, il est vrai, eu égard à la nature des fonctions de l'organe auquel la membrane est liée; mais la lésion anatomique est évidemment semblable.

L'aspect sous lequel se présente sur le cerveau le sang épanché dans la cavité arachnoïdienne doit varier, on le conçoit, en raison du temps écoulé depuis son arrivée. Quelque soit le mode de production de l'hémorragie, question que j'aurai à examiner ailleurs, le sang au moment où il fait irruption dans la cavité séreuse est liquide ; les données théoriques en même temps que l'observation rendent ce fait incontestable ; mais il ne demeure pas constamment sous cet état, et après un intervalle d'une certaine durée, il y subit une modification analogue à celle qu'il éprouve sous nos yeux quand il est soustrait à l'empire des lois de la vie : il se partage en éléments solides et en éléments liquides. Quelle est la durée moyenne du temps exigé pour cette séparation? De grandes difficultés se rencontrent dans la solution parfaite de cette question. L'expérience nous enseigne bien ce qu'il faut de temps pour coaguler sous nos yeux le sang sorti de ses vaisseaux; nous pouvons, en modifiant ses conditions diverses, faire varier l'époque de sa séparation en parties liquides et solides ; nous constatons bien les différences qui résultent à cet égard de la nature du fluide sur lequel portent nos recherches, et nous retrouvons dans l'organisme ces conditions multiples et diverses. Mais il en est d'autres dont nous ne pouvons nous représenter l'influence et qui nous empécheront toujours de conclure pas assimilation. L'observation seule des faits doit donc ici nous servir de base. Voyons ce qu'elle nous apporte de certitude.

Je considère d'abord dans les faits qui me sont propres ce qu'ils peuvent donner de lumière pour éclairer cette question. Il faut une base pour étayer l'origine de l'hémorrhagie, et il n'y en a pas d'autre que l'apparition subite des manifestations symptômatiques. Malheureusement nous ne rencontrons pas dans tous les faits cette condition préalable nécessaire ; il en est plusieurs dans lesquels l'épanchement sanguin remonte à de longues années, et qui ne peuvent dans la question actuelle nous apporter aucun éclaircissement. Voyons néanmoins dans cette série de faits les aspects divers sous lesquels s'est montré le sang épanché.

Je n'en trouve qu'nu seul dans leqnel le sang s'était maintenu liquide, la mort avait été subite, instantanée. Dans un autre, le sang, en grande partie liquide, avait éprouvé un commencement de coagulation, et la mort avait eu lieu 25 heures après l'apparition des symptômes révélateurs de l'hémorrhagie. Dans les 10 autres cas, le sang qui avait subi sa première dissociation de ses éléments solides et liquides présentait en outre d'autres altérations ; la date de l'hémorrhagie remontait à une époque qu'il n'a été possible de préciser que pour quelques uns : dans l'un d'eux à 8 jours, dans deux autres à 19 et 26 jours. Pour tous les autres, les désordres fonctionnels qui avaient révélé l'apparition de l'hémorrhagie n'ont pu être constatés ou bien remontaient à une date fort ancienne. Tel est sur cette question le résultat de mes propres recherches : je trouve dans un cas de mort subite le sang demeuré tout à fait liquide, un commencement de coagulation au bout de 25 heures, enfin après 8 jours une coagulation complète. Il faut reconnaître cependant la difficulté de fixer à cet égard une règle absolue, et des conditions spéciales peuvent se rencontrer, qui viennent modifier ce travail : j'ai trouvé une fois le sang incomplétement coagulé alors que l'épanchement dont il m'était impossible de préciser la date remontait certainement à plus de 26 jours ; puisque pendant toute cette période que le sujet a été soumis à mon observation, aucun désordre fonctionnel n'est venu révéler la production d'une pareille lésion.

Ces résultats d'ailleurs ne viennent pas infirmer formellement les recherches récentes des auteurs sur cette même question. Le mémoire de M. Prus renferme plusieurs faits dans lequels le sang, trois jours après l'invasion, était encore ou liquide, ou n'avait subi qu'un commencement de coagulation. MM. Baillarger et Legendre croient pouvoir affirmer que, passé le 4e et 5e jour, le sang épanché se trouve coagulé ; je l'ai rencontré tel au bout de 8 jours.

Mais ce n'est pas là la seule altération qu'on remarque dans le sang répandu au sein de l'arachnoïde ; il ne tarde pas à y subir d'autres modifications. Un travail particulier s'accomplit autour du fluide épanché ; une couche pseudo-membraneuse se produit d'abord sur chacune des surfaces de la séreuse et forme autour du liquide un véritable kyste qui en limite l'étendue. De nouvelles couches de fausses membranes viennent s'ajouter bientôt à celle déjà formée et en accroissent ainsi la consistance et l'épaisseur. Les membranes de formation nouvelle présentent parfois des dispositions spéciales : au lieu de recouvrir immédiatement celles qui les ont précédées, elles se forment en liberté et flottantes au milieu du liquide, séparant ainsi en deux et dans sa longueur, le kyste primitif ou bien jetant d'abord des brides transversales d'une paroi à l'autre, et se complétant ensuite, elles forment des cloisons plus ou moins nombreuses qui donnent à cette cavité l'aspect de cellules. Telles sont les formes diverses sous lesquelles apparaissent les pseudo-membranes développées autour ou au centre de l'épanchement.

Il n'est pas facile de préciser rigoureusement l'époque de la formation de ces pseudo-membranes ; je crois qu'il serait téméraire de poser à cet égard des règles absolues.

J'ai vu après 8 jours l'épanchement sanguin coagulé, mais sans nulle trace autour de lui de production pseudo membraneuse ; et après plus de 16 jours le sang, en partie coagulé et en partie demeuré liquide, ne présenter encore autour de lui nuls vestiges de fausses membranes. D'un autre côté, M. Baillarger fait remonter au 3ᵉ ou 4ᵉ jour le commencement de la formation des fausses membranes. Je n'apporte à cette assertion aucun fait affirmatif; mais je crois pouvoir déclarer que les faits exceptionnels ne sont pas très rares, et ceux que je viens de citer témoignent du moins que ce travail consécutif commence parfois beaucoup plus tard.

Il faut admettre cependant que le développement plus ou moins considérable des fausses membranes, peut jusqu'à un certain point servir à faire connaître la date plus ou moins ancienne de leur début. Leur épaississement considérable, le nombre de couches superposées ou l'épaisseur des cloisons flottantes sont des données importantes à recueillir, et on conçoit très bien que ces diverses conditions peuvent donner la mesure de leur origine plus ou moins ancienne.

Il est une disposition des fausses membranes qui mérite à mes yeux une mention spéciale; je veux parler des cloisons flottantes au milieu du liquide épanché. Elles peuvent présenter, je l'ai dit, des dispositions fort diverses, des brides ou lamelles transversales peuvent donner au kyste la forme celluleuse. Les cellules plus ou moins vastes, contenant toutes soit de la sérosité, soit un mélange de sérum et de flocons noirs et coagulés, peuvent communiquer entre elles ou bien se trouver complétement isolées. Parfois aussi une simple membrane traverse le kyste dans toute sa longueur et le partage en deux. Cette disposition, qui n'est pas extrêmement rare, peut sans doute se former comme les brides transversales au milieu d'un foyer sanguin; mais elle peut être aussi le résultat d'une hémorrhagie nouvelle formée dans l'épaisseur des couches pseudo-membraneuses, auxquelles un premier épanchement a donné naissance. On a vu que des couches multipliées et successives de fausses membranes tapissent les parois du foyer sanguin, et on conçoit que dans l'épaisseur de ces membranes, une hémorrhagie nouvelle puisse se produire, les dédoubler pour se créer une poche à part, ou bien se former entre elle et la paroi même de la séreuse, et ce nouvel épanchement s'entourer comme le premier de production pseudo-membraneuse qui rend l'une de ses parois flottantes entre les deux.

Pareille disposition se rencontre quelquefois dans les plèvres, comme dans la cavité de l'arachnoïde, et bien qu'elle puisse se former au milieu d'un épanchement unique, si, dans le cours de l'affection, des troubles fonctionnels graves sont venus révéler la production d'un épanchement nouveau, on est autorisé, ce me semble, quand cette disposition anatomique est constatée sur le cadavre, à l'attribuer à une nouvelle hémorrhagie. Je n'ai observé que dans un seul cas la présence d'une pseudo-membranes flottantes au milieu de l'épanchement; elle a dû se former à la longue au milieu du liquide et ne séparait pas d'une manière complète, le sang en deux parts isolées. Nul désordre fonctionnel d'ailleurs n'était venu me faire soupçonner la production d'une nouvelle hémorrhagie méningée.

J'ai bien observé une fois, après une première attaque, les phénomènes symptômatiques révélateurs d'une nouvelle hémorrhagie; mais l'épanchement sanguin très considérable que j'ai rencontré alors était de date récente, et nul travail de production membraneuse n'avait encore eu lieu.

Le sang épanché dans l'arachnoïde, après sa séparation en éléments solides et liquides, après s'être entouré d'un kyste pseudo-membraneux, ne demeure pas indéfiniment dans des conditions stationnaires. Chacune de ses parties peut se présenter sous des aspects divers et subir à son tour de nouvelles modifications. Le caillot sanguin forme quelquefois au milieu du kyste une couche isolée d'épaisseur variable, parfois uniforme dans toute son étendue, parfois sous forme d'un disque d'épaisseur notable au centre, et allant s'amincissant progressivement vers les bords; j'ai rencontré trois fois cette disposition: Quelquefois c'est à la surface des parois du kyste que le sang se montre coagulé sous la forme d'une couche mince et noirâtre, tantôt uniforme et étendu, tantôt sous forme de plaques multiples de dimensions variables. C'est le plus souvent à la surface pariètale de l'arachnoïde qu'apparaissent celles-ci; tandis que la couche unique, quand elle existe, se rencontre plutôt adhérente à la surface de la séreuse. Il arrive enfin d'autrefois que le sang coagulé se trouve réduit en flocons nombreux nageant au milieu du liquide sous forme de détritus noirâtres, ou bien se déposant dans les parties déclives.

Le sérum du sang peut à son tour subir de nouvelles modifications; il se présente d'abord sous l'aspect d'un liquide rougeâtre foncé, le plus souvent trouble. Sa consistance est variable selon que la coagulation a été plus ou moins complète, et comme l'époque de cette séparation peut être fort reculée, le sérum peut demeurer longtemps combiné avec une portion du sang non coagulé. Il est vraisemblable que dans les cas où le sang, au lieu de présenter un caillot isolé ou une couche coagulée sur les parois de kyste, s'est condensé en flocons nombreux au milieu du sérum, la séparation de ses deux éléments s'en est faite beaucoup plus tard, grâces peut-être à l'intervention d'un état phlegmasique; cette explication me paraît plus rationnelle que d'admettre, après la formation préalable du caillot, sa désorganisation et sa réduction en détritus floconneux.

Enfin, le sérum peut offrir encore un aspect grisâtre qui le rapproche plus ou moins de l'apparence du pus. Évidemment c'est ici le résultat d'un nouveau travail pathologique qui s'est accompli au sein de l'épanchement. Ce fait est assez rare. Je ne l'ai rencontré qu'une fois dans mes recherches et dans un cas où l'épanchement avait été très considérable; le liquide trouble et grisâtre qui s'est écoulé au moment de l'ouverture du kyste et de la séreuse m'avait d'abord donné l'idée de l'existence d'un foyer purulent; mais le changement d'aspect qu'a subi le liquide à la fin et la présence du sang aux parties déclives m'a fait admettre l'existence primitive d'un épanchement sanguin; un travail phlegmasique est intervenu plus tard pour produire cet aspect du liquide auquel s'étaient évidemment mêlés des globules purulents. Telles sont les modifications nombreuses sous lesquelles apparaît, après diverses périodes de durée, le sang épanché dans la cavité de l'arachnoïde.

Le kyste pseudo-membraneux enveloppant l'hémorrhagie est-il constant après une certaine période? Cette question a été posée par la plupart des auteurs que ce sujet a occupés ; plusieurs y répondent affirmativement. Sur les 12 faits qui me sont propres, je n'en trouve que 4 dans lesquels le kyste pseudo-membraneux a été rencontré ; l'épanchement dans deux cas datait d'une époque postérieure à plusieurs années ; dans le 3e de plus de 6 mois, dans le 4e de plus de 2 mois. Pour aucun d'eux la date de l'hémorrhagie n'a pu être rigoureusement fixée, puisque nous n'avons eu aucune donnée exacte sur les antécédents des malades ; mais ce que je puis affirmer, c'est qu'ils n'ont présenté pendant leur séjour dans l'asile aucun phénomène symptômatique qu'on ait pu rattacher à une pareille lésion ; dans les 8 autres faits il y avait absence de production de fausses membranes autour de l'hémorrhagie. Pour deux de ces faits dont la lésion était récente, cela n'a rien d'étonnant ; mais il en reste 6, dans lesquels la date de l'épanchement était assez ancienne pour qu'on ait à s'étonner de l'absence du kyste; elle était de 8 jours et de 26 jours dans 2 cas où l'époque a pu être précisée, et dans les autres, de 16, 19, 21 jours et plusieurs années.

Il faudrait donc admettre, d'après ces derniers, que la formation du kyste autour de l'épanchement n'est pas constante, bien qu'elle soit le produit habituel du travail de l'organisme, et qu'elle n'a lieu, du moins quelquefois, qu'à une date bien postérieure à celle généralement admise.

La quantité du liquide sanguin épanché dans la cavité de l'arachnoïde peut présenter de grandes variétés ; quelquefois peu considérable, il recouvre une portion circonscrite de la surface du cerveau, d'autres fois plus abondant il remplit une grande partie de sa cavité séreuse. Il est bien difficile de donner une appréciation rigoureuse de la quantité de sang épanché ; on ne peut le plus souvent en faire qu'une évaluation approximative. Et puis la quantité constatée à l'autopsie ne donne pas la mesure de ce qu'elle a été l'origine pour les cas de date ancienne; car une partie du sérum a pu disparaître sous l'empire de l'absorption. Voici le résultat de mes recherches dans les cas où cette appréciation a pu être faite : 60, 100, 150, 180, 200, 250, 300 grammes.

Il est impossible d'apprécier la quantité de liquide épanché, alors qu'il ne reste de l'hémorrhagie que des plaques coagulées et adhérentes à l'une des surfaces de la séreuse, ou bien une simple couche solide circonscrite. Évidemment dans ces cas l'épanchement a dû être plus considérable ; les parties liquides du sang ont été résorbées, et le caillot solide seul est demeuré, diminué aussi à son tour par le travail de l'absorption. Doit-on croire cependant ce travail bien actif dans la séreuse cérébrale, à la vue de ces épanchements dont l'origine remonte à une époque fort reculée, et qui présentent encore des proportions si considérables ?

Les parties séreuses qu'ils renferment devraient, ce semble, disparaître progressivement, et on voit bien qu'il n'en est rien. On peut démontrer toutefois que ce travail d'absorption a lieu dans une certaine mesure, puisqu'on remarque dans plusieurs cas, après l'ouverture du crâne, les membranes d'enveloppe flottantes et relâchées, révélant ainsi qu'elles ont dû subir à une autre époque une distension considérable que la diminution du liquide a fait progressivement cesser. Mais si après des années, on rencontre encore le liquide épanché en proportion bien forte, c'est que l'hémorrhagie a dû être énorme, et que la puissance d'activité des absorbants a été insuffisante ou a beaucoup diminué. Il ne serait même pas invraisemblable d'admettre aussi au sein de ce foyer ancien un surcroît d'exhalation séreuse qui entretient au même niveau la quantité de liquide, et vient remplacer à mesure ce que l'absorption a pu soustraire. Il est d'autant plus permis à mes yeux d'accueillir cette hypothèse que cette lésion, comme nous allons le voir, s'accompagne de bien d'autres et que dans la plupart de ces cas les membranes du cerveau sont le siége d'une exhalation séreuse considérable qui peut avoir lieu dans la cavité même de l'arachnoïde, comme elle se fait au dehors. Je ne pense pas que cette explication puisse être taxée ici d'invraisemblance; elle rend compte d'un fait qui, sans elle, me semble difficile à expliquer ; elle peut donc en toute justice être adoptée.

Le siège et l'étendue de l'épanchement sanguin des méninges ont dû avec raison fixer l'attention des observateurs; nous verrons plus tard à propos de la symptômatologie les différences qui peuvent se présenter dans les manifestations fonctionnelles, je dois me borner ici à exposer le produit de mes propres investigations. Epanchement sur les deux hémisphères 6 fois ; sur la convexité 3 fois; à la base et autour de la protubérance annulaire 1 fois ; sur la convexité et à la base 2 fois; plus considérable à gauche qu'à droite 2 fois. Epanchement d'un seul côté 6 fois ; à gauche 5 fois, à droite 1 fois; sur toute la convexité 1 fois; sur la moitié postérieure de la surface convexe 1 fois ; à la base 1 fois, sur la convexité et à la base 2 fois; sur la convexité à la base et à la face interne 1 fois.

Les faits rapportés par les auteurs tendent à faire considérer l'épanchement double comme beaucoup plus commun ; mes observations à cet égard se divisent en parties égales. Pour l'épanchement simple je l'ai trouvé de beaucoup plus fréquent à gauche qu'à droite.

Ce n'est pas seulement chez les aliénés que l'hémorrhagie intra-arachnoïdienne se montre, à l'ouverture des cadavres, accompagnée de lésions plus ou moins graves soit dans les méninges soit dans le cerveau ; mais il faut dire que des altérations organiques plus multipliées et plus graves se rencontrent chez cette catégorie de sujets, et il me sera facile plus tard d'en déduire les motifs. Je signale donc ici les lésions diverses du cerveau et des méninges rencontrées en coïncidence avec l'hémorrhagie : 1° du côté des méninges : hémorrhagie entre l'arachnoide et la pie mère 1 fois; hémorrhagie entre l'arachnoïde et la dure-mère 1 fois, hémorrhagie entre la dure-mère et le crâne 1 fois ; traces de méningite chronique 2 fois ; hydropisie des méninges 5 fois.

2° du côté du cerveau : congestion sanguine du cerveau 4 fois; congestion sanguine collective du cerveau et des méninges 2 fois ; traces d'encéphalite 3 fois; hémorragie cérébrale

1 fois ; ramollissement général du cerveau 3 fois ; hydropisie ventriculaire 3 fois ; compression du cerveau 3 fois ; atrophie partielle 1 fois.

La plupart de ces lésions ont existé sans doute dans des conditions indépendantes et sans nul rapport avec l'hémorrhagie méningée, puisqu'on les rencontre bien souvent en l'absence de celle-ci. Il n'est pas inutile de remarquer cependant que toutes les altérations graves et profondes du cerveau ou des méninges peuvent modifier l'organisme dans le sens d'une débilité générale plus grande, et pourraient, à ce titre, être signalés comme causes prédisposantes de l'hémorrhagie. C'est là une appréciation qui pourrait être soutenue. Mais parmi ces lésions il en est qui ont dû n'être pas étrangères à l'hémorrhagie, les unes comme condition préalable, les autres comme en étant la conséquence.

Il en est une surtout, rencontrée fréquemment dans mes recherches, et dont le rôle dans l'hémorrhagie ne peut être mis en doute, je veux parler de la congestion sanguine du cerveau et des méninges; je l'ai remarquée dans le cerveau seul 4 fois, et simultanément dans le cerveau et ses membranes 3 fois. Il est vraisemblable que cette condition a dû exister dans tous les cas et on l'aurait constatée toujours si l'investigation cadavérique eût pu avoir lieu peu de temps après l'invasion de l'hémorrhagie.

C'est particulièrement dans les cas d'hémorrhagie d'origine récente que la congestion sanguine a été observée plus intense; mais cette disposition fugace et transitoire n'a pas tardé à se dissiper après un certain temps, et il n'y a pas lieu de s'étonner que, lorsque l'épanchement sanguin remontait à une date ancienne, elle ne laissât plus aucune trace.

Il faut excepter cependant les cas où, par suite d'obstacle à la libre circulation dans les vaisseaux encéphaliques, le sang subit une stagnation forcée, et alors ce n'est pas seulement le système capillaire qui est le siége de la congestion; mais le système veineux tout entier est gorgé d'un énorme afflux de sang. La congestion sanguine générale des vaisseaux encéphaliques doit donc être considérée comme la condition prédisposante de l'hémorrhagie méningée.

Parmi les altérations que je viens de signaler, il en est plusieurs qu'on peut rationnellement considérer comme la conséquence de l'hémorrhagie intra-arachnoïdienne. L'accumulation d'une quantité anormale du sang à la surface du cerveau doit déterminer sur cet organe une pression qui n'est pas évidemment étrangère aux désordres fonctionnels manifestés après l'invasion. La compression du cerveau est en effet bien souvent constatée sur le cadavre à la suite d'épanchements sanguins dans la cavité séreuse. Peu considérable quand l'épanchement est léger, elle devient extrême quand il est abondant, et alors, par son action incessante et prolongée, il détermine sur la substance même du cerveau une déformation très remarquable, rapproche ses molécules organiques, et donne lieu à un accroissement de densité, parfois à une atrophie partielle dans les points où elle s'exerce le plus fortement. C'est dans les cas d'hémorragie abondante et de date fort ancienne que se remarque surtout cette forme de lésion ; je l'ai observée 4 fois ; l'accroissement de densité du cerveau en était la conséquence; mais je n'ai pas remarqué d'atrophie qui en fût le résultat, et dans un fait où cette dernière lésion a été observée, elle était due à une toute autre cause.

Ce n'est pas seulement sur le côté correspondant à son siége que l'épanchement sanguin exerce son action compressive. Celle-ci s'étend aussi quelquefois à l'hémisphère du côté opposé ; j'ai vu une fois l'épanchement sanguin de la cavité arachnoidienne droite comprimer fortement la surface convexe du cerveau de ce côté, et produire ensuite une forte déviation à gauche de la scissure médiane déterminant ainsi la compression de l'hémisphère opposé.

Quels sont et l'origine et le mode de production de l'hémorrhagie intra-arachnoïdienne?

Je ne compte pas examiner ici la réalité du siége de l'épanchement dans la cavité même de l'arachnoïde ; je le ferai plus tard; je remarquerai seulement que l'examen des faits n'a laissé pour aucun dans mon esprit l'ombre même du doute. C'est d'ailleurs une opinion généralement admise aujourd'hui que les hémorrhagies considérables des méninges ont leur siége dans la cavité de l'arachnoïde.

Quant à l'origine du sang épanché, c'est une question dont la solution ne me semble pas aussi précise. Bien souvent il faut le dire, les éléments de conviction font défaut. Le sang épanché au sein des cavités séreuses en général provient le plus souvent du système capillaire ; c'est là, je pense, une opinion peu contestée. En est-il de même pour la cavité de l'arachnoïde en particulier? Je crois que pour bon nombre de cas il faut l'admettre en reconnaissant toutefois que dans quelques-uns, il y était arrivé directement des veines, et même des artères. Cette dernière origine doit être rare et ne semble guère devoir se présenter que dans les cas de rupture vasculaire, à la suite de lésions traumatiques; mais la difficulté de reconnaître ces cas me semble toujours fort grande.

Sans doute le sang épanché au sein de l'organisme conservait les conditions dont il offre l'aspect dans ses canaux respectifs, on aurait là un criterium assuré de son origine. Mais il n'en est pas ainsi, on le sait ; même dans les cavités closes, le sang artériel ne tarde pas à perdre sa couleur vermeille et rutilante, qui permettrait de le distinguer du sang veineux ; aussi nous apparaît-il toujours, quand il nous est permis de le rechercher, d'une nuance noirâtre tout à fait identique à celui que renferme le système veineux. L'impossibilité de voir ce liquide à une époque voisine de son issue des vaisseaux, nous empêche donc presque toujours de distinguer son origine artérielle ou veineuse; et son aspect, s'il fallait baser sur lui notre opinion, nous porterait à lui attribuer constamment cette dernière source. Il est une circonstance pourtant qui permet une appréciation presque infaillible du fait, c'est lorsqu'avec les signes révélateurs d'une hémorrhagie dans l'intérieur du crâne, le sang s'est en même temps ouvert une voie à l'extérieur et peut ainsi être aperçu à l'instant même de sa sortie. Ce cas s'est justement présenté à mon observation il y a peu de jours chez un aliéné épileptique qui, saisi d'une attaque en descendant du dortoir, tomba de la hauteur de onze marches, la tête en bas. Un sang vermeil et rutilant sortit aussitôt en abondance par les oreilles et a continué de s'écouler pendant 5 à 6 heures. Le malade n'a survécu que 24 heures à sa chute, après être resté tout ce temps dans l'état comateux, manifestant seulement par intervalles quelques contractures des membres supérieurs.

Je trouvai à l'autopsie une fracture transversale du crâne divisant en travers le corps du sphénoïde, suivant sur les côtés une courbure à concavité postérieure et longeant le bord antérieur du rocher qu'elle sépare de la portion écailleuse du temporal.

Un épanchement considérable de sang s'est fait autour du cerveau, dans la cavité de l'arachnoïde et entre la pie-mère et le feuillet viscéral de la séreuse. Une double hémorrhagie s'est également produite dans la substance même du cerveau au niveau de la face inférieure du lobe antérieur et du lobe moyen du côté droit. Ce sang, partout noirâtre et en grande partie coagulé, provenait évidemment de la déchirure des sinus veineux situés au niveau de la fracture; mais il venait aussi probablement de quelques rameaux artériels brisés et peut-être de la carotide interne, dont les parois au niveau de son passage à travers la base du crâne avaient subi la dégénérescence athéromateuse. Je n'ai pas découvert au milieu de ce désordre la lésion de cette artère; mais l'altération de son tissu peut très bien faire soupçonner, en raison de sa friabilité plus grande, qu'elle a été le siége de quelque déchirure.

L'origine veineuse du sang épanché dans l'arachnoïde doit être plus fréquente; le nombre considérable de vaisseaux de cet ordre qui parcourent les méninges, la turgescence dont ils deviennent le siége sous l'influence de causes multiples, justifient bien cette opinion.

Quant aux motifs qui doivent faire admettre le plus souvent son origine capillaire, ils seront déduits dans l'examen qui va suivre du mode de production de l'hémorrhagie.

Il n'y a que deux modes possibles de production de l'hémorrhagie : 1° par rupture des parois vasculaires ; 2° par exhalation. Examinons-les successivement, et voyons auquel des deux il faut attribuer les cas les plus nombreux d'hémorragie intra-arachnoïdienne.

La rupture des canaux artériels dans les méninges ou le cerveau est chose assez rare, elle est possible cependant sous l'influence d'une impulsion puissante donnée au sang par la violence et la rapidité des contractions du cœur ; mais remarquons qu'elle se produit bien rarement sous l'empire de cette cause ; ce n'est pas souvent sous le coup d'un violent paroxysme fébrile que cette lésion prend naissance ; mais c'est presque toujours à la suite d'une altération, de texture subie par le tissu même des parois vasculaires ; l'érosion des parois artérielles ou bien la dégénérescence de leur tissu est d'ordinaire la condition préalable de cette lésion. J'ai observé un exemple d'hémorrhagie consécutive à l'érosion des parois artérielles, dans le cas de mort subite que j'ai cité.

La dégénérescence athéromateuse et l'ossification des parois artérielles sont loin d'être rares chez nos aliénés. Je l'ai rencontrée dans plusieurs cas d'hémorrhagie dans la substance même du cerveau, mais bien plus souvent, sans nuls vestiges d'épanchement sanguin. La dégénérescence athéromateuse existait bien dans certains points des artères cérébrales chez le sujet mort par suite de fracture du crâne dont je viens de parler ; mais il a fallu ici pour produire la déchirure du vaisseau une cause mécanique qui, à mon avis, eût déchiré tout aussi bien une artère parfaitement saine.

La déchirure des parois veineuses devrait, ce me semble, se rencontrer souvent chez les aliénés, surtout chez les agités dont les efforts et les cris incessants déterminent si fréquemment la turgescence de la face et la congestion du cerveau. Cependant ce n'est pas dans ces conditions que se produisent d'ordinaire les lésions qui m'occupent.

Dans aucun des faits qui précèdent je n'ai remarqué, comme cause déterminante, ces cris et ces efforts qui accompagnent le délire furieux des maniaques. Je n'oserais affirmer cependant que dans aucun de ces cas l'hémorrhagie ne doive être attribuée à la rupture de quelque portion du système veineux; le nombre si considérable de vaisseaux de ce système qui, dans le cerveau se présente dans des conditions toutes spéciales, la turgescence dont-il y est si souvent le siége doivent faire admettre cette opinion.

Il faut remarquer ensuite la grande difficulté qu'on éprouve le plus souvent à retrouver, en cas de rupture vasculaire, le siége de la lésion ; à part les cas fort rares d'hémorrhagie circonscrite au voisinage du point où le sang s'est ouvert une issue à travers les parois du vaisseau, et dans lesquels des recherches précises peuvent être faites pour la découverte de la lésion, il est le plus souvent impossible de la rencontrer, alors que le sang, ayant envahi de grandes surfaces, laisse complétement indécis sur le point de départ ; et puis, au milieu de cette masse coagulée qui a imprégné de sa teinte noire les membranes, les tissus voisins, comment découvrir une déchirure souvent très petite d'un point du réseau vasculaire? Aussi je suis assuré que bien souvent des lésions de cette sorte passent inaperçues, et qu'on attribue à une exhalation simple des épanchements qui sont le résultat d'une rupture des vaisseaux. Je n'ai pu dans aucun des faits qui me sont personnels découvrir de rupture veineuse qui en ait été la cause originelle.

On pourrait peut-être d'abord s'expliquer difficilement par exhalation des hémorragies aussi abondantes que celles que nous venons de constater dans la cavité de l'arachnoïde, et ce fait même devrait pour bon nombre de cas, faire admettre l'existence inaperçue de quelque rupture vasculaire ; mais remarquons que dans les autres cavités séreuses, des épanchements sanguins considérables qu'on attribue, sans conteste à l'exhalation, se rencontrent tous les jours ; on peut également les croire produits de la même manière dans la séreuse cérébrale.

A défaut donc de preuves positives nous devons admettre

que les hémorrhagies intra-arachnoïdiennes sont pour la plupart le résultat de l'exhalation à travers les parois vasculaires.

J'aurai à revenir sur cette question à propos des hémorrhagies extra-arachnoïdiennes, et je puis me dispenser ici de développements plus étendus.

QUELS SONT LES PHÉNOMÈNES SYMPTOMATIQUES

DE L'HÉMORRHAGIE DES MÉNINGES

CHEZ LES ALIENÉS.

Exposer les diverses opinions des auteurs à propos des manifestations symptômatiques de cette forme d'hémorrhagie méningée, c'est, pour ainsi dire, faire voir, qu'il y a autant de sentiments que d'observateurs; mais cette divergence sert à faire à cet égard apprécier les difficultés qu'on rencontre pour discerner cette affection de bien d'autres lésions encéphaliques qui se révèlent par des phénomènes identiques. Quelques-uns des faits que j'ai recueillis serviront de base à l'exposé que je vais faire de la succession de ces manifestations.

Mais une question se présente à examiner auparavant, c'est celle des prodromes. Y a-t-il avant l'hémorrhagie intra-arachnoïdienne des symptômes spéciaux subordonnés à une condition particulière de l'encéphale, qui annoncent l'apparition imminente de cette affection? M. Boudet admet que ces symptômes précurseurs ont lieu presque toujours. Mais où sont les preuves qu'il en est le plus souvent ainsi? et pourquoi ces manifestations graves qu'il signale, telles que céphalalgie, perte de la parole, assoupissement, agitation, engourdissement, vertige, faiblesse des membres, malaise, vomissement, etc., etc., ne seraient-elles pas les signes mêmes de l'affection commençante? Ces symptômes d'ailleurs sont ceux de la plupart des affections cérébrales, et je ne vois pas qu'il soit possible à leur début d'éviter la confusion. Cette question demeurera donc longtemps, sinon toujours insoluble; ajoutons cependant que, comme nous l'avons fait remarquer déjà, l'hémorrhagie, doit être le plus souvent précédée de la turgescence vasculaire des méninges ainsi que du cerveau; cet état congestif doit avoir ses manisfestations symptômatiques, et on sait qu'elles sont très variées sous tous les rapports. Depuis la simple céphalalgie jusqu'à la mort subite la plus foudroyante, la congestion cérébrale peut offrir des désordres fonctionnels très différents. Il est donc possible que dans certains cas les symptômes graves du début appartiennent à la congestion cérébrale, et que ceux de l'hémorrhagie elle même fassent plus tard leur apparition. Mais il est absolument impossible de discerner ces cas ; et toutes les fois qu'une hémorrhagie grave de cette forme sera rencontrée à la mort, on sera toujours porté à lui attribuer les troubles fonctionnels qui ont eu lieu à son début.

De même que dans la plupart des affections cérébrales, des lésions identiques ne se révèlent pas constamment par des troubles fonctionnels semblables, l'hémorrhagie des méninges peut aussi présenter des symptômes fort variables. Voyons d'abord ceux manifestés dans les quelques faits d'hémorrhagies récente et produite en quelque sorte sous nos yeux : perte subite de connaissance, de la sensibilité et du mouvement, par fois mouvements convulsifs partiels ou généraux, puis coma plus ou moins prolongés ; tels sont les premiers phénomènes symptômatiques qui révèlent l'invasion de l'hémorrhagie. Au bout de quelque temps plusieurs de ces phénomènes disparaissent, le retour à la connaissance a lieu, et parfois le malade accuse une céphalalgie plus ou moins intense ; quelquefois un état de torpeur et d'engourdissement subsiste ; des vertiges, de la faiblesse dans les membres se manifestent en même temps qu'une tendance à l'assoupissement. Ces divers phénomènes peuvent disparaître pour la plupart, et bientôt présenter dans leur physionomie un cachet prononcé d'hébétude et de stupidité auquel s'adjoignent l'apathie, l'engourdissement, la perte de la conscience, et enfin tous les phénomènes de la démence. Un peu plus tard, la parole s'embarrasse; il y a tremblottement de la langue et des lèvres, la démarche est incertaine, chancelante, les membres sont roides, les mouvements mal assurés, saccadés et comme convulsifs; c'est enfin tout le cortège de la paralysie générale.

Mais les premiers phénomènes symptômatiques que je viens d'exposer n'ont pas été observés dans certains cas, bien qu'à l'autopsie on ait trouvé des épanchements sanguins considérables. Comment expliquer cette absence des manifestations symptômatiques devant des lésions d'une telle gravité ? c'est ce que je veux examiner. Plusieurs causes peuvent intervenir ici, et j'en signale deux principale : 1° la différence du siége et de l'étendue de l'épanchement; 2° les conditions organiques préalables de l'encéphale; 3° la rapidité ou la lenteur de la production de l'hémorrhagie. Examinons successivement ces trois conditions, pour arriver ensuite à l'interprétation des symptômes observés et à l'examen de leurs rapports avec la lésion organique.

1° Dans l'un des faits que j'ai recueillis, l'hémorrhagie méningée a été immédiatement suivie de mort; cependant l'épanchement sanguin n'était pas plus considérable que dans bien d'autre cas où la mort n'a pas été aussi rapide ; mais ici il existait des deux côtés et s'était étendu à la base du cerveau autour de la moelle allongée. Cette double condition, relative au siège, peut donc avec raison être considérée comme des plus graves ; on sait, en effet, que toutes les lésions qui ont pour siège spécial la protubérance annulaire et l'extrémité supérieure de la moelle entraînent subitement la mort. Dans bien d'autres cas que j'ai observés l'épanchement, sans être plus considérable, n'existait que d'un seul côté ; il avait bien aussi quelquefois envahi la base des hémisphères, mais ne s'était jamais étendu jusqu'à la protubérance annulaire ; aussi n'est-ce que dans ce seul fait que j'ai constaté une mort instantanée.

2° Il est une autre condition dont la présence détermine la conséquence plus ou moins prochaine que doit avoir l'hémorragie intra-arachnoïdienne ; c'est l'état préalable de l'encéphale. L'hémorrhagie produite autour d'un cerveau qui n'aura présenté jusque là nulle trace d'altération organique, résistera bien mieux aux conséquences de cette lésion qu'un autre, dont la structure aura subi déjà quelque modification morbide préalable, et à condition de gravité égale, elle entraînera dans ce cas des manifestations symptômatiques plus prononcées. Les altérations organiques de l'encéphale, telles que celles que nous rencontrons chez un grand nombre d'aliénés déterminent dans toute l'économie un état spécial de débilité, de faiblesse qui diminue singulièrement sa puissance de résistance aux causes générales de destruction et aux lois de la vie.

3° L'épanchement sanguin au sein de la cavité arachnoïdienne ne se fait pas toujours tout d'un coup aussi abondant que nous le trouvons à l'autopsie ; par fois sans doute il débute instantanément par un flux rapide ; mais d'autrefois l'hémorrhagie, peu considérable d'abord, s'accroît d'une manière lente, insensible et peut arriver ainsi à des proportions considérables ; ou bien enfin l'épanchement de quantité médiocre s'arrête, demeure stationnaire quelque temps, laissant, la plupart des fonctions lésées se rétablir en partie, puis tout à coup un nouveau raptus sanguin a lieu dans le même siège, et, eu égard au désordre préalablement produit, entraîne des troubles fonctionnels plus graves que les premiers, et parfois la mort. Telle est, ce me semble, l'explication de la variabilité, dans plusieurs cas que j'ai vus, des manifestations symptomatiques.

Pour quelques-uns, l'épanchement s'est produit d'une manière lente, progressive, et les symptômes apoplectiformes ont fait défaut. Tels sont ceux dont l'hémorrhagie datait d'une époque ancienne. J'ai vu l'exemple d'un épanchement formé en plusieurs fois et entraînant à la reprise une mort presque subite. Enfin dans les cas d'épanchement considérable et rapide, les phénomènes apoplectiformes n'ont pas fait défaut, et la mort, quand elle n'a pas été subite, a été précédée d'une période comateuse d'une durée variable, mais en général peu prolongée.

On ne doit donc pas révoquer en doute la production dans la cavité arachnoïdienne d'un épanchement sanguin considérable en l'absence de manifestations fonctionnelles graves qui viennent le révéler. Les faits de ce genre sont loin d'être rares, et ont été depuis longtemps signalés dans la science. Ces hémorrhagies intra-arachnoïdienne et les fausses membranes qui les circonscrivent, dit M. Lelut, ne constituent qu'un accident dont la mort n'est presque jamais la suite immédiate, et qui, la plupart du temps ne donne lieu à aucun symptôme qui puisse en faire soupçonner le développement. (Mémoire sur les fausses membranes de l'arachnoïde cérébrale. *Gazette médicale*, 1836).

Mais quel qu'ait été son mode de production, qu'il ait eu lieu tout d'un coup ou d'une manière lente et progressive, qu'il ait été accusé par des signes révélateurs, ou qu'il se soit produit en l'absence de toute manifestation symptomatique, un épanchement considérable dans la cavité de l'arachnoïde existe; peut-on admettre qu'il soit pour le cerveau une condition indifférente? Cet organe, dont les fonctions sont sans contredit de la plus haute importance, peut-il impunément subir la pression d'une masse considérable de liquide? On ne peut le penser. La compression du cerveau par l'épanchement intra-arachnoïden ne peut être révoquée en doute ; il doit donc y avoir des désordres fonctionnels qui viennent la révéler, et bien qu'alors le cerveau ne soit pas altéré dans sa structure, la pression qu'il supporte et qui entrave le travail de nutrition et de développement, l'obstacle que la circulation y rencontre, doivent nécessairement être révélés par des phénomènes, soit dans l'organisme tout entier, soit dans les actes qui sont plus spécialement placés sous la dépendance de l'encéphale. Voyons donc quels sont les troubles fonctionnels qu'il faut rattacher à la compression du cerveau.

Remarquons d'abord que cette condition doit être envisagée sous deux points de vue différents. La compression du cerveau peut exister seule; elle peut être accompagnée de quelque lésion traumatique ou autre de la substance même du cerveau. Dans le premier cas, toutes les manifestations fonctionnelles morbides doivent lui être rattachées. Dans le second, des troubles plus graves viennent révéler un autre ordre d'altérations organiques. C'était, il faut le dire, ces derniers qui faisaient la base des opinions ayant cours autrefois dans la science sur les conséquences fonctionnelles de la compression du cerveau.

Devant l'observation rigoureuse et précise des faits, on ne peut se dispenser de reconnaître que la valeur fonctionnelle de la compression du cerveau a été singulièrement exagérée; et il est évident que bon nombre de troubles morbides qu'on lui attribuait étaient le résultat des lésions organiques graves qu'avait subies simultanément le cerveau lui-même, ou de l'état phlegmasique dont il devenait consécutivement le siège. J'aurai à justifier un peu plus loin ces assertions.

Je considère en ce moment les désordres fonctionnels consécutifs à la compression du cerveau. Après la disparition des symptômes graves qui ont accompagné la brusque invasion d'une hémorrhagie copieuse, de même que dans le cas de production lente et progressive de l'épanchement sanguin, les diverses fonctions de l'organisme, étrangères à l'encéphale un moment troublées dans le premier cas, reprennent leur exercice à peu près régulier ; mais alors se manifeste un autre ordre de phénomènes; des troubles du côté de l'intelligence et des sens apparaissent, souvent sans la moindre exaltation; c'est un affaissement général, un état de torpeur, d'apathie, de perte de la conscience ; c'est le cachet de la démence complète, l'impossibilité, l'absence de toute manifestation active de l'intelligence. Il semble bien, parfois, que celle-ci ne fasse pas complétement défaut, il peut y avoir quelques hallucinations ; mais le malade les raconte avec indifférence; il parle comme un homme au dernier degré de l'ivresse, insensible à la contradiction; il sourit à ceux qui se moquent de lui. Les traits sont affaissés, immobiles. Le regard est terne, sans la moindre expression, les lèvres sont tremblottantes avant même qu'il parle, et la langue est également agitée de trémoussement convulsif; enfin du côté des membres, on n'observe pas de résolution complète ni de perte de la sensibilité, comme dans l'hémiplégie consécutive à la désorganisation de la pulpe cérébrale par un épanchement sanguin ; mais on constate dans toutes les parties de l'organisme un affaiblissement général, qui constitue ce qu'on désigne sous le nom de paralysie générale des aliénés, et qui, à mes yeux, est produit souvent par la compression générale du cerveau ; compression qui peut être le fait d'un épanchement sanguin des méninges, comme aussi, et c'est sans contredit le cas le plus fréquent, le produit d'une accumulation de sérosité, soit à la surface convexe, soit à la base des hémisphères, soit en même temps dans les ventricules latéraux.

Parmi les faits qui me sont personnels, la plupart de ceux dont l'hémorrhagie intra-arachnoïdienne témoignait d'une date ancienne et imprimait au cerveau une forte compression, m'ont présenté tous les caractères de la démence et de la paralysie générale. Dans quelques cas où l'épanchement sanguin était moins considérable, j'ai trouvé le cerveau fortement comprimé par un épanchement copieux de sérosité au pourtour des hémisphères et dans les ventricules latéraux. La démence et la paralysie existaient aussi au degré le plus prononcé.

Je ne signale pas comme le produit de la compression du cerveau les autres formes de la folie, bien que je les aie rencontrées plusieurs fois ; mais jai constaté alors l'intervention d'un état phlegmasique consécutivement produit, soit dans les méninges, soit à la superficie du cerveau, et le délire aigu qui s'est manifesté alors, trouvait évidemment sa raison d'être dans cette dernière lésion.

Diagnostic. — L'examen que je viens de faire des phénomènes symptômatiques de l'hémorrhagie intra-arachnoïdienne témoigne assez de la difficulté à la distinguer des autres affections cérébrales. La plupart des désordres fonctionnels rencontrés dans cette forme d'hémorrhagie, en effet, peuvent s'observer dans presque toutes les lésions encéphaliques, et il est impossible, au début, de préciser à laquelle ils se rattachent.

A part les phénomènes d'irritation et d'inflammation qui, dans tous les cas, ne peuvent être que consécutifs à l'affection qui m'occupe, l'afflux rapide considérable étendu d'un liquide à la surface du cerveau, n'a qu'une seule manifestation symptômatique; c'est l'apoplexie foudroyante ; perte subite de connaissance, de la sensibilité et du mouvement. Parfois des mouvements convulsifs, partiels ou généraux, remplacent ce dernier phénomène. La mort peut arriver rapide ; mais souvent un coma plus ou moins prolongé la précède. Tels sont les principaux phénomènes que l'observation fait constater tous les jours. Qu'est-ce que l'autopsie vient révéler dans les cas de mort arrivée dans de telles conditions? Des lésions fort diverses, sans doute, dans lesquelles les hémorrhagies des méninges tiennent une large place; mais la simple congestion cérébrale ou méningée, même à un faible degré, l'accroissement subit d'un épanchement de sérosité, l'hémorrhagie dans la substance même du cerveau, n'ont pas d'autres manifestations symptômatiques, et entre les hémorrhagies des méninges elles-mêmes, celle de la cavité arachnoïdienne n'est pas la plus commune, comme nous le verrons. Il est donc impossible de préciser la lésion organique qui produit ce premier groupe de phénomènes symptômatiques.

Plus tard, il n'en est plus de même; lorsque la mort n'a pas suivi de près le désordre organique. Les premiers troubles fonctionnels se dissipent peu à peu; ceux qui révèlent la compression cérébrale se dessinent davantage, et deviennent permanents. Mais ici rien ne peut faire discerner la cause de la compression; qu'elle soit le fait d'une hémorrhagie intra-arachnoïdienne ou le produit d'une suffusion séreuse méningienne ou cérébrale, les conséquences seront identiques.

A cette même époque, la distinction entre la compression périphérique du cerveau et l'hémorrhagie cérébrale sera souvent possible; car dans le premier cas le sujet sortant de l'état de stupeur et du coma où l'a jeté l'invasion subite de la maladie, pourra recouvrer les mouvements et la sensibilité des membres; tandis que dans le second les phénomènes de paralysie plus ou moins complète de la sensibilité et du mouvement se prononceront davantage. On remarquera que je ne donne pas comme absolus ces caractères distinctifs; car j'ai quelques raisons pour ne pas regarder encore comme irrévocablement fixées les lésions cérébrales qui déterminent la perte du sentiment et du mouvement des membres; si la destruction par une hémorrhagie de certaines portions de la pulpe cérébrale entraîne d'ordinaire cette conséquence, je puis ajouter qu'il n'en est pas toujours ainsi, et je pourrais citer plusieurs faits de lésion grave et étendue de la substance du cerveau qui, à ma grande surprise, il faut le dire, n'ont pas été accompagnés de paralysie.

Les phénomènes de contracture et de paralysie partielle qui accompagnent le ramollissement cérébral pourraient servir à le séparer de l'hémorrhagie des méninges; mais ces symptômes faisant défaut bien souvent chez les vieillards, ces deux affections manquent encore de caractères distinctifs.

J'aurai plus tard à rechercher les différences qui distinguent l'hémorrhagie dans la cavité de l'arachnoïde de celles qui ont lieu au dehors de cette cavité. Je ne m'en occuperai pas en ce moment.

Pronostic. L'hémorrhagie intra-arachnoïdienne est assurément toujours une maladie grave, mais nous avons vu qu'elle peut subsister longtemps sans amener la mort, et j'hésiterais à me rallier à l'opinion de M. Longet, qui semble en considérer le pronostic comme plus grave que celui de l'hémorrhagie dans la substance même du cerveau.

Le pronostic ici n'est pas constamment en rapport avec l'étendue de l'épanchement ; celui-ci peut être considérable, et subsister de longues années sans entraîner de graves désordres dans les fonctions organiques. Il n'en est pas de même au point de vue des actes de l'intelligence ; tous les faits dans lesquels j'ai découvert à l'autopsie des traces d'épanchement ancien considérable présentaient depuis longtemps une perte complète des facultés intellectuelles, et s'il avait été possible de recueillir quelque donnée précise sur la lésion, on lui aurait trouvé vraisemblablement des rapports avec l'invasion de la folie.

Il faut se reporter à ce que j'ai dit ailleurs sur le mode de production, pour apprécier la gravité des conséquences de la lésion qui m'occupe ; une hémorrhagie copieuse instantanément produite est beaucoup plus grave que celle qui se fait lentement, et pour ainsi dire par fraction. Cette affection emprunte encore de son siége quelques variétés dans le pronostic ; je rappellerai le fait d'hémorrhagie à la base du cerveau et autour de la moelle allongée ayant produit la mort instantanément. Je dois déclarer avoir vu cette lésion siéger des deux côtés du cerveau ou d'un seul côté : soit à la base soit à la surface convexe, sans que j'aie pu remarquer de différence quant à la gravité du pronostic, eu égard à ces différents siéges.

Complications. Des phénomènes inflammatoires soit des méninges soit de la substance même du cerveau viennent compliquer quelquefois l'hémorrhagie intra-arachnoïdienne. J'ai signalé deux fois les traces de méningite superficielle et trois fois celles d'encéphalite aiguë. Les sujets, pendant les derniers temps de leur existence, avaient présenté des phénomènes de sur-excitation cérébrale qu'on pouvait logiquement rattacher à ces lésions.

L'invasion d'une hémorrhagie nouvelle, soit dans le même siège, soit en dehors de la cavité séreuse, s'est offerte plusieurs fois à mon observation, et peut très bien, ce me semble, être comme une conséquence de la première.

L'investigation des phénomènes symptômatiques m'a paru dans un cas révéler sufisamment la formation à deux reprises et à dix ou douze jours d'intervalles d'un épanchement sanguin dans l'arachnoïde que l'autopsie est venue manifester.

L'hydropisie des méninges, si souvent observée en coïncidence avec l'hémorrhagie intra-arachnoïdienne, doit, pour un certain nombre de cas du moins, en être considérée comme un phénomène consécutif.

Enfin dans le fait où le liquide intra-arachnoïdien se trouvait mélangé de pus, il faut bien admettre qu'un état phlegmasique de ces membrances à dû compliquer un jour l'épanchement sanguin pour y produire ce résultat.

L'étiologie et le traitement des hémorrhagies intra-arachnoïdiennes ne peuvent être séparés de ce que j'aurai à exposer aux mêmes titres, à propos des deux autres formes d'hémorrhagie méningée. Ces deux parties de mon sujet trouveront donc leur place naturelle à la suite de l'étude des hémorrhagies extra-arachnoïdiennes.

HÉMORRHAGIES EXTRA-ARACHNOIDIENNES.

Les hémorrhagies ayant leur siége en dehors de la cavité de l'arachnoïde sont de beaucoup plus nombreuses que celles qui ont lieu au sein même de cette cavité ; aussi en regard des douze faits de ce dernier ordre, en ai-je pu recueillir vingt-neuf qui appartiennent au premier.

Je suivrai la division qui a été faite des hémorrhagies extra-arachnoïdiennes en celles qui se font entre le feuillet pariétal de la séreuse et la dure-mère, et celles entre le feuillet viscéral et la pie-mère.

Je procède d'abord à l'examen des premières.

Hémorrhagies extra-arachnoïdiennes pariétales.

Lorsque j'ai exposé plus haut le produit de mes recherches sur l'hémorrhagie intra-arachnoïdienne, j'ai admis sans discussion la réalité dans la cavité même de la séreuse de l'épanchement sanguin. Le fait cependant, à une époque qui n'est pas bien loin de nous, ne fût pas passé sans donner matière à quelque débat ; on considérait alors comme chose rare l'épanchement sanguin dans la cavité de l'arachnoïde, et plusieurs des observations que j'ai rapportées eussent été classées sans doute au nombre des hémorrhagies accomplies entre la dure-mère et la séreuse. Mais grâce à d'importants travaux sur cette question, le siége réel du sang dans ces différents cas a été reconnu, et ces hémorrhagies sont maintenant admises comme évidemment produites dans la cavité même de la séreuse cérébrale.

Remarquons cependant qu'on ne peut rattacher à ce siége tous les cas qu'on supposait jadis donner matière à erreur ; et il faut reconnaître, ce me semble, que pour un certain nombre le siége de l'épanchement est bien parfois entre le feuillet pariétal et la dure-mère.

A part toute idée théorique, l'investigation attentive des faits suffit le plus souvent pour apprécier le siége réel de l'épanchement sanguin ; et pour ne tenir compte que de ceux qui me sont personnels, je puis déclarer que pour la plupart il eût été difficile de commettre une erreur. Comment, en effet, supposer que des épanchements aussi considérables que ceux que j'ai signalés puissent se faire ailleurs que dans la cavité même de l'arachnoïde. Dans plusieurs de ces faits, le sang encore liquide couvrait toute la convexité d'un hémisphère, dans d'autres en partie liquide, en partie coagulé, et occupant la même étendue, il se trouvait enveloppé d'un double feuillet pseudo-membraneux au dessus duquel se voyait intacte la surface de l'arachnoïde qu'on pouvait facilement détacher en lambeaux de la face interne de la dure-mère. Il serait difficile, ce semble, d'admettre que des épanchements aussi considérables puissent se faire en dehors de l'arachnoïde et amener un décollement aussi étendu de son feuillet pariétal d'avec la dure-mère, sans déterminer la rupture du premier.

C'est donc aujourd'hui un fait irrécusable que les hémorrhagies considérables des méninges ne peuvent se faire que dans la cavité même de la séreuse. Mais il n'en est pas de même de celles un peu moins abondantes, qu'on a considérées comme ayant le même siége que les premières et qui peuvent également avoir lieu entre la dure-mère et l'arachnoïde pariétale.

Si l'hémorrhagie, en se basant sur les phénomènes symptômatiques qui l'ont accompagnée, peut être considérée comme toute récente et se montre alors sous forme de plaque plus ou moins étendue circonscrite à la surface de la dure-mère, on ne peut évidemment pas la considérer comme intra-arachnoïdienne; car le temps a manqué pour la formation de pseudo-membranes au dessus du caillot, et dès lors on ne concevrait pas qu'un épanchement doive se limiter ainsi au milieu d'une cavité où il peut s'étendre, et dont il n'occupe pas les parties déclives,

Dans ce cas donc, la membrane qui circonscrit l'épanchement ne peut être qu'un feuillet de l'arachnoïde, et il ne peut siéger qu'entre ce dernier et la dure-mère. Mais ces sortes d'épanchements doivent être rares, et tout ce que j'ai voulu établir, c'est le fait de leur possibilité dans les conditions limitées et restreintes que j'ai posées.

Je n'ai recueilli que quatre faits de cette forme d'hémorrhagie. Je ne puis prétendre à en poser l'étude sur une base aussi restreinte; je me contenterai de signaler les altérations anatomiques et les troubles fonctionnels relatifs que chacun d'eux m'a présentés.

1er Epanchement sanguin situé au niveau de la fosse pariétale, des deux côtés entre la dure-mère et le feuillet pariétal de l'arachnoïde, sous forme de plaque, d'épaisseur peu considérable, de quatre centimètres environ à droite et un peu plus étendue à gauche. Légère hyperémie de toute la substance du cerveau dont la consistance est normale.

2e Épanchement sanguin entre le feuillet séreux pariétal et la dure mère étendu sur toute la convexité des deux hémisphères; les couches sanguines, sous forme de plaques coagulées, présentent un peu plus de d'épaisseur au niveau des fosses frontales et pariétales, et vont s'amincissant vers les parties inférieures. Nulle trace d'épanchement à la base. — Congestion sanguine considérable des méninges et du cerveau. Toute la masse cérébrale est d'une grande mollesse. La couche superficielle de substance grise s'enlève avec la pie-mère au niveau de quelques circonvolutions. Ventricules latéraux dilatés et contenant une quantité considérable de sérosité.

3e Hémorrhagie étendue en nappe entre la dure-mère et le feuillet corrrespondant de l'arachnoïde au niveau des fosses pariétales, ainsi que des fosses antérieures et moyennes de la base du crâne. — Epanchement considérable de sérosité jaunaître dans la cavité de l'arachnoïde. Des lambeaux pseudo-membraneux assez étendus se détachent de la surface interne de l'arachnoïde pariétale. Congestion sanguine considérable des méninges et du cerveau. Coloration brunâtre très-foncée de la substance grise. Consistance assez ferme de toute la masse cérébrale. Tous les ventricules sont fort dilatés, et contiennent une quantité considérable de sérosité.

4° Le sujet dont il s'agit ici a été l'objet de nos investigations, à propos de l'hémorrhagie intra-arachnoïdienne. Il présentait du côté droit les traces d'une hémorrhagie très-considérable, de date fort ancienne, et du côté gauche un épanchement sanguin entre la face interne de la dure-mère et le feuillet séreux pariétal, sous forme de plaque noire et coagulée, située au niveau de la moitié antérieure de la convexité de l'hémisphère. La cavité arachnoïdienne de ce côté est tout à fait vide.

Telles sont les altérations organiques observées dans ces quatre faits. Voyons les phénomènes symptômatiques correspondants, manifestés dans chacun d'eux.

1° Perte subite de connaissance et convulsions générales, suivies d'un état comateux et de mort vingt-cinq heures après le début.

2° Convulsions épileptiformes, perte de connaissance et insensibilité complète suivies de sommeil stertoreux; retour des attaques, convulsions à des intervalles très-rapprochés. Mort neuf heures après le début.

3° Pendant la dernière année de la vie, attaques, convulsions épileptiformes, se manifestant à des intervalles irréguliers de deux ou trois mois. Puis dans les derniers mois, phénomènes subits de prostration avec pâleur extrême, hébétude plus prononcée et tremblotements des membres; quatre jours avant la mort, manifestation plus prononcée de ces derniers phénomènes suivis de coma.

4° Quatre jours avant la mort, état comateux qui persiste sans interruption; conservation des mouvements et de la sensibilité, nulles traces de convulsions.

Il doit ressortir, à mes yeux, de l'examen attentif de ces faits que des épanchements sanguins, plus considérables que de simples ecchymoses, peuvent se produire entre le feuillet pariétal de l'arachnoïde et la face interne de la dure-mère. Ce sont eux qui ont été l'objet, dans ces dernières années, de quelques dissidences ; ils sont rares, je le reconnais, mais on ne peut se refuser à les admettre, et les considérations importantes qui ont été produites pour en révoquer la réalité, m'ont paru mériter un nouvel examen ; c'est ce que je me propose de faire en ce moment.

Les cas les plus nombreux d'hémorrhagies des méninges ne fournissent guère, je l'ai dit, matière à discussions. Les épanchements considérables produits à la surface convexe de l'un ou des deux hémisphères du cerveau, s'étendant même parfois à la base, qu'ils soient d'origine ancienne ou de date toute récente, peuvent facilement être définis quant à leur siége. Que le sang répandu soit liquide encore ou coagulé, qu'il soit libre dans sa cavité ou enveloppé d'une production pseudo-membraneuse, on reconnaît facilement qu'il siége alors dans la cavité même de la séreuse cérébrale. Nulle considération théorique sur le mode d'arrivée du sang dans ce siége, ne peut modifier un jugement basé sur l'évidence. Il n'y a pas de dissidence possible.

Il n'en existe pas non plus sur le siége réel de ces petits épanchements sanguins, apparaissant sous forme de plaques ecchymotiques de petite dimension, parfois uniques, disséminés parfois en grand nombre à la surface interne de la dure-mère, qu'aucune trace d'inflammation récente ou ancienne n'accompagne, et qu'on ne peut enlever qu'en déchirant une lamelle mince et transparente qui n'est autre chose que le feuillet pariétal de l'arachnoïde.

Sous cette forme, les épanchements sanguins entre la dure-mère et l'arachnoïde sont, je pense, admis sans conteste. Ils ne sont pas d'une rareté extrême. Le premier fait que je viens de rapporter s'y rattache.

Ces plaques sanguines peuvent varier d'étendue, depuis

quelques millimètres jusqu'à 4 ou 5 centimètres. Mais quand leur surface est plus considérable, quand elles recouvrent une portion un peu étendue de la convexité ou de la base d'un hémisphère, on leur attribue un autre siége ; on les considère comme existant non plus en dehors, mais au dedans de la cavité séreuse. Cette appréciation se trouve-t-elle pleinement justifiée dans tous les cas? C'est ce que je veux examiner au double point de vue de la possibilité théorique et de l'investigation des faits.

On a argué de la difficulté de concevoir commment une membrane si mince et si fragile que l'arachnoïde, peut, sans se rompre, être écartée de la dure mère, et dans une étendue considérable, telle que la moitié ou la totalité de la voûte du crâne. C'est là, on ne peut le dissimuler, un fait difficile à comprendre ; le feuillet parietal est assurément d'une ténuité extrême, et son adhérence à la duremère est tellement intime qu'on ne peut d'ordinaire l'en détacher que par petits lambeaux; mais qui ne sait aussi que ce que la main de l'homme ne peut faire, les lésions produites dans l'organisme le font bien souvent sous nos yeux étonnés ; et dans l'espèce, si on reconnait comme possible la formation sous l'arachnoïde pariétale d'une ecchymose de quelques centimètres d'étendue ; si par conséquent le feuillet de la séreuse peut, sans se rompre, se décoller dans cette limite, pourquoi ne le pourrait-il pas dans une étendue double, triple, quadruple de celle-ci? Pourquoi plusieurs petites plaques ecchymotiques agglomérées ne pourraient-elles pas se confondre en se touchant et former de leur réunion une nappe sanguine d'une grande étendue? Pourquoi pareil épanchement ne pourrait-il pas envahir la moitié ou la totalité de la surface de la dure-mère? Nos appréciations théoriques sur les limites de résistance dont nos tissus sont capables, sont chaque jour déçues par l'évidence des faits, et la nature à tout instant, en exhibant l'étendue de ses ressources, nous donne une leçon de modestie.

Je ne vois donc pas là un motif suffisant pour révoquer en

doute l'existence d'épanchements sanguins étendus entre l'arachnoïde et la dure-mère.

Mais voyons d'où peut venir le sang dans ces sortes d'hémorrhagies. « La dure mère et son feuillet séreux, dit M. Longet, « ne sont pas assez riches en vaisseaux pour exhaler du sang, « et on est porté à admettre par suite que l'origine de l'hé- « morrhagie des méninges est le réseau vasculaire de la pie- « mère ; dès lors il n'est pas possible d'admettre que le sang « traverse le feuillet viscéral et pariétal de l'arachnoïde pour « aller se loger entre celui-ci et la dure-mère au lieu de « s'épancher dans la cavité arachnoïdienne. » On ne peut disconvenir que ces conclusions ne soient de la plus stricte exactitude ; mais il faut d'abord admettre les prémisses, et elles posent justement ce qui est en question.

Pourquoi donc admettre pour origine commune de ces hémorrhagies le réseau si riche de la pie-mère et refuser à la séreuse elle-même toute participation à ces lésions ? L'exhalation du sang à travers les vaisseaux de la pie mère est la source la plus fréquente, sans contredit, des hémorrhagies méningées et l'une de ses formes les plus communes dont nous nous occuperons bientôt ; l'hémorrhagie intra-arachnoïdienne viscérale, n'a presque jamais d'autre origine. Les hémorrhagies intra-arachnoïdiennes pariétales doivent aussi quelquefois provenir de cette source ; mais bien plus souvent elles sont dues à l'exhalation sanguine à travers les vaisseaux de la séreuse elle-même. Cependant si nous tenons compte préalablement de la structure des membranes séreuses, nous trouverons plus de difficultés à comprendre la production d'hémorrhagies du côté de leurs surfaces libres que de leur surface d'adhérences. Bichat se pose la question s'il entre des vaisseaux sanguins dans la structure des membranes séreuses. Sa réponse est loin d'être précise : « Je crois assez probable, dit-il, que les membranes « séreuses n'ont à elles que très peu de vaisseaux sanguins, « mais ces vaisseaux, ajoute-t-il, sont très nombreux autour « d'elles ; ils rampent à leur sur face externe. Sans doute il

« existe des communications entre le système artériel et les « membranes séreuses, mais au moyen des exhalants.

Telle est encore aujourd'hui l'opinion de la science sur la structure de ces membranes ; et soit qu'on les considère comme de structure simple et homogène, soit qu'on les regarde avec M. Mandl comme composées de plusieurs éléments, le réseau vasculaire qui leur est ou contigu ou inhérent, n'occupe jamais que le second plan, et dès lors les hémorrhagies par exhalations doivent se faire plus facilement du côté de leur surface externe que du côté de leur surface interne à travers les exhalants.

On n'est donc nullement fondé à rejeter la réalité de l'exhalation sanguine du côté de la surface externe des séreuses. L'examen de la structure de ces membranes la démontre plus facile qu'à sa surface interne; personne ne met tant en doute la fréquence de cette dernière, l'autre ne peut avoir contre elle d'objection sérieuse.

Je crois avoir démontré la possibilité, la vraisemblance même du siége assez fréquent de l'hémorrhagie entre l'arachnoïde pariétale et la dure-mère dans les cas d'épanchement circonscrit, même considérable; l'opinion dissidente à cet égard les considère comme ayant leur siége à la face interne de l'arachnoïde pariétale, et les croit circonscrits et fixés par une couche pseudo-membraneuse de nouvelle formation qui d'ordinaire est prise pour la séreuse elle-même, et donne lieu à l'erreur. Examinons la question au point de vue des faits qui me sont personnels, et voyons s'il est possible d'en expliquer les diverses lésions par cette hypothèse.

Il faut diviser en deux ordres, les faits qui font l'objet de la dissidence : 1° Ceux dont l'hémorrhagie est récente; 2° ceux dans lesquels l'épanchement sanguin est de date ancienne. L'investigation des phénomènes symptomatiques observés dans les derniers temps de la vie est la seule base d'appréciation qui puisse nous guider.

Je ne crois pas m'aventurer au delà de la vérité en considérant dans les faits qui précèdent comme cause des derniers phénomènes symptomatiques et de la mort l'épanchement sanguin des méninges constaté à l'autopsie. S'il en est ainsi, l'hémorrhagie datait de 25 heures, 9 heures et 4 jours. Comment donc, si le sang se fût trouvé répandu dans la cavité même de l'arachnoïde, eût-il pu se circonscrire et s'envelopper de pseudomembranes dans un aussi court intervalle de temps? Que je l'aie observé coagulé en masse, cela n'étonne guère; il ne lui faut pour cela que peu de temps; mais qu'après vingt-quatre heures, et même neuf heures, il se soit trouvé circonscrit par de fausses membranes, et suspendu à la voûte du crâne ou aux régions antérieures de la base, tandis que les parties postérieures, les parties déclives n'en offraient aucune trace; cela peut bien surprendre un peu. Ensuite ce sang est arrivé là liquide sans doute, et le travail de la coagulation a dû en séparer une certaine quantité de sérosité, que l'absorption a bien pu reprendre en partie, mais qui, dans l'hypothèse que je poursuis, aurait dû se trouver en certaine quantité accumulée aux parties déclives de la cavité séreuse. Or cet épanchement, s'il avait existé, eût été infailliblement indiqué, et j'en ai signalé une fois l'absence totale. Le sang exige, suppose-t-on, quelques jours pour se coaguler, cela est vraisemblable; mais la formation des pseudo-membranes demande bien davantage; et les recherches de M. Baillarger tendent à établir qu'elles ne se rencontrent pas avant le cinquième jour.

Remarquons, à cet égard, que le sang épanché dans la cavité de l'arachnoïde ne se trouve pas là inerte et immobile; les mouvements incessants du cerveau se communiquent aux liquides qui recouvrent cet organe, et doivent encore en retarder la coagulation; et puis, comment admettre que, sous l'empire de ce mouvement, le sang, au lieu de descendre constamment aux parties les plus déclives, demeure comme suspendu aux parties supérieures jusqu'à ce que le travail de la nature vienne l'y fixer en l'enveloppant d'une couche de fausses membranes? Et si le temps a manqué à la production de celles-ci, il faut bien reconnaître que ce fluide était ainsi retenu d'une autre manière; qu'au lieu de se trouver dans la cavité séreuse, il avait son siége au dehors, et que ce qui passait pour une pseudo-membrane d'enveloppe n'était autre chose que le feuillet arachnoïdien lui-même.

Pour les cas où l'épanchement sanguin est de date ancienne, les mêmes objections subsistent lorsque le liquide siége partout ailleurs qu'aux parties les plus inférieures. Mais, enfin, supposons que le sang peut se fixer partout, une double couche pseudo-membraneuse l'enveloppe et le circonscrit : l'une d'elles se forme sur la face interne du feuillet pariétal, et l'autre sur la face externe du feuillet viscéral de l'arachnoïde. Ces fausses membranes, d'abord assez épaisses et peu résistantes, doivent se produire malgré les mouvements continuels dont le cerveau est agité ; à la longue, elles se condensent, s'amincissent, et finissent par revêtir toutes les apparences du feuillet séreux lui-même. Il faut bien qu'il en soit ainsi, puisque c'est l'une d'elles qui donne le change sur le siége de l'épanchement, et qu'elle est prise pour le feuillet arachnoïdien par tous ceux qui croyent l'hémorrhagie au dehors de la séreuse ; mais, alors, il faut retrouver encore de l'autre côté du caillot sanguin une autre pseudo-membrane, et puis la séreuse elle-même, qui tapisse la face interne de la dure-mère. Or, pour les cas qui précèdent, je déclare avoir fait en vain cette recherche ; et en admettant pour eux, ce à quoi je ne m'oppose guère, que l'hémorrhagie ait eu une date plus ancienne que celle que j'ai cru devoir fixer d'après l'investigation des phénomènes symptomatiques, en admettant que ces pseudo-membranes aient eu le temps de se produire, de se condenser, de revêtir, enfin, toutes les conditions d'aspect des membranes séreuses, il faudrait bien les retrouver, ainsi que le feuillet arachnoïdien lui-même, et toutes mes recherches n'ont découvert autre chose que la membrane, que j'ai considérée comme l'arachnoïde pariétale circonscrivant et fixant contre la dure-mère l'épanchement sanguin.

Ajoutons, d'ailleurs, que dans le siége où je le suppose en ce moment, dans cette cavité nouvelle qu'il s'est faite en décollant l'arachnoïde de la dure-mère, moins agité par les mouvements du cerveau, et étalé en une couche légère, le sang peut tout aussi bien, sinon mieux que dans la cavité séreuse, s'envelopper du double feuillet pseudo-membraneux, je ne vois nulle raison théorique qui s'oppose à cette hypothèse ; et, dès lors, qu'est-ce qui pourra servir à distinguer ces cas de ceux d'hémorrhagie intra-arachnoïdienne.

Telle est l'impression que m'a laissée l'investigation attentive des faits qui précèdent, et dans lesquels je me suis cru justifié à considérer l'épanchement sanguin comme siégeant entre l'arachnoïde pariétale et la dure-mère, plutôt que dans la cavité même de la séreuse.

On conçoit que, pour ceux qui révoquent en doute l'existence même des membranes séreuses, et n'admettent que des surfaces de ce nom, le siége de ces sortes d'hémorrhagies soit constamment dans la cavité de l'arachnoïde ; mais alors, il faudrait considérer comme sans valeur les diverses objections que je viens de présenter, et qui témoignent à mes yeux de l'extrême difficulté, sinon de l'impossibilié, de comprendre la formation de pareilles lésions.

J'ai fait remarquer, à propos des hémorrhagies intra-arachnoïdiennes, l'existence d'épanchements considérables qui n'ont entraîné à leur suite que des désordres fonctionnels peu importants. Il n'en est plus de même, ce semble, dans la forme actuelle, où nous trouvons des épanchements sanguins d'une faible étendue qui se sont révélés par tous les symptômes de l'apoplexie, et ont été suivis d'une terminaison rapidement funeste. Dire les motifs de cette différence est chose très difficile. Peut-être, pour rendre raison d'une mort si rapide, faut-il tenir compte de la congestion sanguine générale qui existait à un degré assez prononcé dans tous ces cas? Je suis porté à croire que cette cause a eu une grande part d'influence. Je ne fais ici que la signaler, me proposant d'examiner plus tard, avec détail, la nature de son intervention.

Hémorrhagies extra-arachnoïdiennes viscérales.

L'intervalle qui sépare la pie-mère du feuillet viscéral de l'arachnoïde est sans contredit le siége le plus fréquent qu'adopte l'hémorrhagie des méninges; sur les 41 faits de lésions de ce genre que j'ai pu recueillir jusqu'ici, il s'en trouve 25 qui reviennnent à cette catégorie. Les conditions anatomiques de ces membranes, les rapports qu'elles présentent entre elles suffisent bien pour expliquer une pareille fréquence. L'une de celles en effet qui forment le plus souvent la limite de ces épanchements est la plus vasculaire de toutes les membranes d'enveloppe du cerveau; la pie-mère est presque uniquement composée de vaisseaux sanguins formant par leurs divisions multipliées et leurs rapports, un véritable réseau qui n'a pour moyen d'union qu'une très faible proportion de tissu cellulaire.

Cette membrane, qui est proprement la nourricière du cerveau, se trouve liée à toute la surface de l'organe par une multitude innombrable de filaments qui de sa face interne, pénètrent partout la substance même du cerveau; tandis que sa face externe, en rapport avec elle-même dans les anfractuosités cérébrales, se trouve au sommet des circonvolutions en contact avec la séreuse et, dans les points intermédiaires à ceux-ci, libre de tout rapport intime. Une vascularité extraordinaire de l'une des membranes qui limitent l'épanchement, et un espace ordinairement libre dans le point qu'il occupe, telles sont donc les deux conditions qui rendent raison de la grande fréquence de cette hémorrhagie.

Envisagée sous le rapport de son étendue, l'hémorrhagie entre la pie mère et l'arachnoïde viscérale présente de nombreuses variétés ; elle diffère aussi notablement des épanchements des méninges qui occupent tout autre siége, et il m'a semblé utile de présenter ici quelques considérations sur cette forme d'hémorrhagie, au double point de vue que je viens de dire. Cette investigation préliminaire, basée en grande partie sur les faits nombreux que j'ai recueillis, rendra plus facile l'appréciation de cette lésion organique, et me permettra, dans l'analyse subséquente des faits, d'écarter des détails, que je ne pourrais sans cela me dispenser de produire.

De nombreux espaces libres existent, je l'ai dit, entre la pie-mère et le feuillet viscéral de l'arachnoïde ; outre les intervalles plus étendus, reconnus dans différents points, il s'en trouve de plus étroits au niveau de toutes les anfractuosités du cerveau; là, en effet, la séreuse, au lieu de suivre la pie-mère dans ces enfoncements, la touche seulement au sommet des circonvolutions, et passe ensuite à la manière d'un pont de l'une à l'autre ; mais l'épanchement sanguin qui se fait dans ce siége ne se contente pas toujours d'un si étroit espace, les adhérences qui existent entre ces membranes au moyen d'un tissu cellulaire très délié se rompent dans une certaine étendue, et l'hémorrhagie forme une nappe plus ou moins considérable parfois circonscrite, parfois mal limitée sous le feuillet de la séreuse. Du côté du cerveau, l'épanchement qui n'a pour limite que le réseau de la pie-mère, s'enfonce avec cette membrane dans les replis qu'elle forme ; parfois même le réseau vasculaire ne retient pas complétement l'épanchement, et celui-ci s'infiltrant à travers la pie-mère, baigne la surface même du cerveau, l'hémorrhagie alors se trouve à la fois méningienne et cérébrale, et quelques caractères particuliers viennent révéler le contact plus ou moins prolongé qui a existé entre le sang et le cerveau. Il est un autre point qu'occupe parfois le sang, c'est la cavité même des ventricules ; ce fait cependant est assez rare, et je ne l'ai rencontré qu'une fois durant le cours de mes recherches.

Je ne puis passer ici sous silence une lésion des méninges observée bien souvent chez les aliénés et qui existe dans bon nombre de cas en coïncidence avec la lésion qui m'occupe : Je veux parler de l'infiltration séreuse du tissu cellulaire sous-arachnoïdien. Lorsqu'il y a simplement épanchement sanguin circonscrit ou non, le fluide est noir, poisseux, épais, mais non coagulé ; il n'en est plus ainsi dans le cas d'hydropisie des méninges coïncidente ; le sang alors qui peut encore former des plaques plus ou moins étendues, mais souvent mal circonscrites, a perdu sa teinte noirâtre et sa consistance épaisse par le mélange avec la sérosité. Le feuillet viscéral de la séreuse ne conserve plus qu'une nuance rouge vif ou pâle et semble avoir reçu sa couleur de quelques coups de pinceau ; le sang qu'il recouvre, se déplace un peu sous la pression du scalpel et peut devenir plus pâle encore par son mélange avec une nouvelle portion de sérosité.

Telle est l'altération si fréquente décrite par M. Parchappe sous le titre d'ecchymoses sous-arachnoïdiennes. Le savant aliéniste fait de cette lésion sa troisième espèce d'hypérémie de la pie mère ; mais il n'est pas possible à mes yeux de n'y voir que cela ; car il faudrait admettre qu'alors le sang n'est pas sorti de ses canaux vasculaires, et qu'il n'a fait que s'accumuler davantage dans une étendue limitée. Je dois déclarer que dans ces cas d'ecchymoses le sang est sorti de ses vaisseaux et se trouve combiné avec le liquide séreux, qui baigne l'espace entre l'arachnoïde, et la pie mère. D'ailleurs la dénomination qu'a attribuée M. Parchappe à cette forme de lésion implique l'idée d'une extravasion et ne pourrait en aucun cas servir à désigner une simple hypérémie, quelque forte qu'elle soit. Cette dénomination d'ecchymose sous-arachnoïdienne est donc parfaitement applicable aux épanchements sanguins partiels peu étendus, isolés ou multiples, qui se produisent si fréquemment chez les aliénés entre la pie mère et l'arachnoïde viscérale, qu'ils soient formés de sang pur ou de son mélange avec le liquide séreux qui occupe souvent ce siége.

L'hémorrhagie entre la pie-mère et l'arachnoïde présente avec celles qui se font dans d'autres points une différence qu'il me semble important de signaler. Le sang épanché dans le premier cas, qu'il soit pur ou mélangé avec la sérosité qui baigne l'espace sous-arachnoïdien, se présente toujours liquide, tandis que dans tous les autres cas, quand il occupe la cavité même de l'arachnoïde, ou quand il se trouve entre la dure-mère et le feuillet externe de la séreuse, il se montre le plus souvent coagulé. A quelle cause rattacher cette différence ? Il en est deux qui me paraissent intervenir : c'est d'abord la date toute récente de l'hémorrhagie et la terminaison rapidement funeste qui succède d'ordinaire à ce genre d'altération. J'ai trouvé parfois le sang encore liquide dans certains cas d'hémorrhagies intra-arachnoïdiennes ou extra-arachnoïdiennes pariétales. Mais ces cas, qui ne sont pas les plus fréquents, sont ceux dans lesquels la mort a succédé rapidement à la production de l'hémorrhagie, et comme dans les faits qui m'occupent en ce moment la mort est presque toujours sinon subite, du moins très rapide, il est bien permis d'attribuer à cette circonstance l'absence de la coagulation du sang épanché.

On peut invoquer encore, ce me semble, en faveur de cette différence l'incessante mobilité du liquide épanché sous l'influence du double mouvement qu'éprouve le cerveau. Cette cause en effet doit sinon empêcher absolument, du moins retarder d'une manière notable la coagulation du sang. Je remarquerai cependant que le sang répandu dans la cavité même de l'arachnoïde doit subir tout autant l'influence des mouvements du cerveau; toute la différence à indiquer ici, c'est qu'il est en rapport moins immédiat avec le corps qui l'agite, et cette circonstance pourrait bien rendre raison de sa solidification plus facile.

Je ne considère pas toutefois comme impossible la coagulation du sang entre la pie-mère et l'arachnoïde, et si nous ne la rencontrons presque jamais, c'est que les conditions nécessaires ne se trouvent pas réunies. Cette lésion est presque toujours suivie de mort très rapide, tandis que les autres épanchements des méninges n'entraînent pas constamment si tôt cette funeste terminaison. Dans l'épanchement extra-séreux viscéral, le fluide sanguin se montrerait sans doute coagulé si la mort n'avait lieu qu'après une période assez longue pour laisser au fluide le temps de subir cette transformation. Rien ne peut être précisé à l'égard de la période nécessaire pour ce changement. On peut seulement affirmer, d'après les motifs que je viens de dire, qu'il faut ici un intervalle plus long que pour le même travail dans l'hémorrhagie intra-arachnoïdienne.

Si le sang épanché entre la pie-mère et l'arachnoïde viscérale n'apparaît presque jamais coagulé, on sera peu étonné sans doute de ne le rencontrer jamais enveloppé de productions pseudo-membraneuses; les motifs qui empêchent la coagulation doivent intervenir aussi pour expliquer l'absence de productions de cette sorte.

Je puis maintenant, après ces considérations générales, exposer les altérations anatomiques remarquées dans mes recherches.

Je me suis assez expliqué sur l'aspect que présente le sang répandu entre l'arachnoïde viscérale et la pie mère; je ne crois avoir rien à ajouter à ce sujet.

La quantité de sang épanché me semble ici fort difficile sinon impossible à préciser. Remarquons seulement que depuis une plaque légère et de peu d'étendue, jusqu'à couvrir une portion considérable de la convexité des hémisphères, ainsi que de leur base, elle peut offrir de nombreuses variétés. J'ai cru devoir former pour les faits qui me sont personnels 3 catégories, au point de vue de la quantité du sang épanché et de l'étendue qu'il occupe autour des hémisphères ; je trouve donc pour ces 25 faits : Epanchement d'une étendue considérable 7 fois ; d'une étendue moyenne 6 fois; d'une étendue peu considérable 12 fois. J'ai constaté quant au siège les résultats suivants : surface convexe des hémisphères 12 fois ; (base seule 2 fois, convexité et base simultanément 10 fois). Face supérieure du cervelet 1 fois. — L'hémorrhagie avait son siège d'un seul côté 12 fois (à droite 7 fois, à gauche 5; des deux côtés 13 fois.

Je n'ai jamais vu l'hémorrhagie extra arachnoïdienne viscérale exister sans être accompagnée de quelque autre lésion grave, soit du méninges, soit du cerveau ; ces lésions sont pour la plupart d'origine fort ancienne. Plusieurs semblent avoir été préexistantes à l'hémorrhagie; d'autres, au contraire, peuvent en être regardées comme la conséquence, et seront examinées plus tard à titre de complications. Voici les altérations que j'ai rencontrées : hydropisie des méninges et du cerveau 1 fois ; hydropisie ventriculaire du cerveau 2 fois ; hydropisie des méninges 2 fois; traces de méningite chronique 9 fois; méningo-encéphalite chronique 2 fois ; ramollissement général du cerveau 9 fois ; induration du cerveau 4 fois ; atrophie partielle du cerveau 2 fois; dégénérescence athéromateuse des artères du cerveau 4 fois.

Une mention à part doit être encore ici réservée à la congestion sanguine des méninges et du cerveau, eu égard d'abord à sa fréquence, puis à ses rapports avec les hémorrhagies. Cette condition cependant, bien que très fréquente, ne s'observe pas dans tous les cas, et, alors qu'elle existe, se montre à des degrés divers d'intensité. Je l'ai rencontrée 20 fois sur 25 (très forte 3 fois, à un plus faible degré 7 fois.)

Les altérations organiques qui peuvent être rattachées à titre de complications aux hémorrhagies arachnoïdiennes sont les suivantes : hémorrhagie entre la pie-mère et la surface du cerveau 2 fois ; hémorrhagie dans le ventricule droit 1 fois ; méningite aiguë 1 fois. Traces d'encéphalite aiguë 3 fois.

J'ai à examiner ici, comme je l'ai fait pour l'hémorrhagie intra arachnoïdienne, l'origine et le mode de production de l'épanchement sanguin.

Il n'y a pas lieu de discuter la question du siége de l'épanchement; nulle dissidence ne s'est produite à cet égard. C'est dans le tissu cellulaire lâche et extensible qui unit la pie-mère au feuillet viscéral de l'arachnoïde que l'hémorrhagie apparaît le plus souvent ; quelquefois aussi, outre ce siége de prédilection, le sang se trouve simultanément répandu de l'autre côté du réseau vasculaire et placé entre lui et la surface même du cerveau. Ce cas n'est pas très rare, je l'ai rencontré plusieurs fois dans mes investigations; c'est au niveau du même point que se fait le double épanchement ; il paraît alors plus abondant entre la pie mère et la séreuse. Mais cette expansion de la maladie n'est pas une conséquence habituelle : une hémorrhagie extra-arachnoïdienne viscérale copieuse peut exister sans qu'en même temps le sang se répande du côté du cerveau.

L'origine de ces hémorrhagies peut être appréciée d'après l'examen de la nature même des systèmes vasculaires qui entrent dans la structure de la pie-mère. Cette membrane est formée en grande partie de vaisseaux très fins et très délicats qui appartiennent au système capillaire; mais il y entre aussi des rameaux nombreux d'un volume plus considérable et dans lesquels la part qui incombe aux systèmes artériel et veineux est loin d'être la même. La délicatesse extrême du cerveau exigeait une mesure d'excitation par le sang artériel fort limitée, et c'est ce système qui entre pour la part la plus faible dans la structure de la pie-mère; il n'y compte, en effet, que pour $^1/_6$e; tandis que le système veineux concourt pour tout le reste à sa formation. Cette différence, il faut le reconnaître, est très considérable; mais elle est sans doute indispensable à l'équilibre fonctionnel de cet important organe, et permet d'apprécier les conséquences graves qui résultent pour ses fonctions d'un surcroît d'accumulation si faible qu'il soit, de sang veineux, alors que la masse de fluide de cette nature y est déjà normalement si abondante.

C'est donc là la base du jugement à porter sur l'origine de cette forme d'hémorrhagie des méninges ; elle serait en un certain sens habituellement d'origine capillaire; mais en faisant abstraction légitime de ce système, il faut lui reconnaître dans les 5/6e des cas une source veineuse.

Il n'est pas impossible, il est même vraisemblable que dans certaines conditions données l'hémorrhagie de cette forme, soit le résultat de la rupture d'un rameau vasculaire soit veineux soit artériel dans le réseau de la pie-mère. Ce mode de production doit être admis, alors surtout que l'épanchement se trouve précédé par un état congestif considérable de tous les vaisseaux de l'encéphale, et que des efforts violents et soutenus, des attaques convulsives ou épileptiques, ou enfin des accès d'agitation et des cris comme on en remarque chez les aliénés, ont précédé l'apparition des phénomènes symptomatiques de l'hémorrhagie méningée. J'ai remarqué dans plusieurs faits l'existence de ces phénomènes ; mais rien ne démontre qu'ils aient été le point de départ de l'épanchement sanguin. Pour atteindre à cet égard à la certitude, il faudrait constater la lésion même du vaisseau qui en a été la source, et j'ai déjà signalé ailleurs la difficulté extrême et même l'impossibilité d'une pareille découverte, sur des vaisseaux d'une extrême petitesse et au milieu d'une masse sanguine qui a revêtu de sa teinte foncée tous les tissus qu'elle a touchés.

Nous devons donc admettre sur la foi de déductions théoriques l'existence possible de ce mode de production des hémorrhagies extra-arachnoïdiennes viscérales, mais reconnaître que la simple exhalation à travers les parois vasculaires est la voie la plus ordinaire que suit le sang épanché.

Les conditions préalables à cette lésion ne font pas défaut ; le plus souvent elles se rencontrent dans la turgescence congestive de tout le système vasculaire qui enveloppe l'organe ; d'autres fois elles sont le résultat de lésions profondes et graves qu'ont subies depuis longtemps le cerveau et ses enveloppes chez les aliénés, et qui ont entraîné à leur suite un état général de relâchement de tous les tissus et un défaut de résistance vitale pour leur exercice fonctionnel. J'ai déjà signalé ailleurs l'intervention de cette dernière prédisposition à l'hémorrhagie méningée ; mais je ne pense pas qu'elle intervienne jamais d'une manière plus puissante que dans la forme dont il s'agit ici.

L'hémorrhagie par exhalation du réseau vasculaire de la pie-mère une fois admise, on conçoit que l'épanchement puisse avoir lieu à la fois aux deux surfaces de cette membrane ; mais trouvant du côté externe un espace libre où il peut s'exhaler à l'aise, le fluide doit se porter plus fréquemment là où il rencontre une issue plus facile, et on explique très bien de cette manière la fréquence plus grande de l'hémorrhagie de ce côté de la pie-mère.

Phénomènes symptomatiques. Les faits dont je viens d'exposer les altérations organiques, sont loin d'être identiques au point de vue de leurs manifestations symptomatiques, comme ils le sont par rapport à la lésion qui les caractérise. Nous avons en effet pour tous rencontré, dans une étendue variable il est vrai, l'épanchement sanguin ; mais les troubles fonctionnels qu'il a entraînés n'ont pas été constamment les mêmes, et dans certains cas, ils ont fait complétement défaut. Les autres lésions organiques rencontrées dans le cerveau et les méninges en coïncidence avec l'hémorrhagie ont aussi d'ailleurs leurs symptômes, et des erreurs d'appréciation peuvent être facilement commises. Il faut donc rechercher la part qui revient à chacune d'elles, et recueillir les troubles fonctionnels qui appartiennent en propre à l'affection qui nous occupe.

L'état dans lequel s'est constamment trouvé le sang dans mes recherches, l'absence de tout travail phlegmasique autour de lui m'a conduit à admettre que la production de l'épanchement sanguin était récente, et que dans tous les cas la mort s'en est rapidement suivie. Cette opinion est d'ailleurs partagée par les observateurs qui m'ont précédé. M. Prus dit que l'hémorrhagie extra-arachnoïdienne tue souvent en un temps très court et mérite sous ce rapport le nom d'apoplexie foudroyante. Ce fait acquis, il faut donc rattacher à cette lésion tous les phénomènes symptomatiques graves qui ont précédé le moment de la mort. Voyons donc ce que l'observation signale à cet égard : j'ai observé la mort subite, instantanée, sans nul phénomène précurseur 4 fois ; précédée de simple malaise, d'inquiétude ou de dyspnée, 3 fois ; d'un état comateux sans nuls phénomènes convulsifs 5 fois ; d'attaques épileptiques reproduites; coup sur coup pendant 6 à 18 heures et suivies de coma 3 fois ; perte subite de connaissance accompagnée de convulsions générales, puis d'état comateux suivi de mort 3 fois.

Tels sont les phénomènes symptomatiques observés peu de temps avant la mort, et qui me semblent en partie du moins, devoir se rattacher à l'hémorrhagie extra-arachnoïdienne. Mais sur les 25 faits que j'ai recueillis, ces symptômes ne se sont montrés que 16 fois; dans les 9 autres, la mort, déterminée par des causes diverses, n'a été précédée d'aucun des troubles cérébraux que je viens de citer. Cependant ce n'est pas toujours en raison de l'étendue et de l'abondance de l'épanchement sanguin que se sont montrés les symptômes les plus graves; quelquefois un épanchement fort circonscrit apparaissait, alors que la mort avait été foudroyante; de même qu'une hémorrhagie plus étendue avait existé en l'absence de tout signe révélateur. J'aurai à examiner tout à l'heure s'il est une explication plausible à donner de différences si étranges. Prenons acte en ce moment des phénomènes observés, et voyons ceux qui reviennent de plein droit à l'hémorrhagie qui nous occupe.

Les symptômes divers que j'ai notés sont trop variés pour appartenir à une lésion identique, et je me garderai bien, par exemple de rattacher à l'hémorrhagie méningée les attaques épileptiques ou convulsives violentes et répétées coup sur coup observés dans 6 cas. Mais outre l'épanchement sanguin entre la pie-mère et la séreuse, j'ai rencontré ici une autre lésion qui n'a pas été étrangère aux accidents graves des derniers temps, je veux parler de la congestion sanguine au plus haut degré d'intensité qui existait à la fois dans les méninges et le cerveau. Ce n'était pas là sans doute la cause première de l'épilepsie; qui la connaît? mais la prodigieuse turgescence sanguine de l'encéphale tenait vraisemblablement sous sa dépendance l'état comateux qui, à dater de la première attaque, n'a pas cessé un seul instant; l'hémorrhagie des méninges s'est produite sous son influence, et la compression subite du cerveau a déterminé bientôt la permanence du coma et la mort.

Telle est, ce me semble, l'explication rationnelle de ces faits; mais j'ai peur en la donnant d'avoir l'air d'atténuer encore la part réelle qui revient à la congestion cérébrale. J'aurai à réparer plus tard ce préjudice; car j'ai la conviction que cette dernière lésion dans l'explication des symptômes cérébraux est parfois frustrée de ce qui lui appartient, et mérite bien d'être l'objet d'une attention spéciale.

Quoi qu'il en soit donc, les phénomènes symptomatiques qui appartiennent à l'hémorrhagie extra-arachnoïdienne viscérale sont la perte subite de connaissance sans mouvements convulsifs, parfois suivie de mort subite, précédée souvent de malaise, d'anxiété, d'affaissement général; quelquefois un état comateux remplace ces phénomènes et précède la mort d'une période de temps variable, mais généralement assez courte.

Les mouvements convulsifs, la contracture et la paralysie des membres ne peuvent être considérés comme symptomatiques de l'hémorrhagie extra-arachnoïdienne. Cependant j'ai constaté plusieurs fois ces phénomènes. Dans un cas, ils se sont montrés quelques jours avant la mort, puis dans les derniers instants le coma est devenu permanent; dans un autre, des convulsions générales ont accompagné la perte de connaissance 10 heures avant la mort, puis survint de la contracture et l'état comateux dans les dernières heures de la vie. Mais dans ces deux faits existaient d'autres lésions graves de l'encéphale; dans le premier j'ai trouvé une congestion sanguine peu considérable et une atrophie des circonvolutions à la surface convexe du cerveau, suite d'une hémorrhagie ancienne; dans le second une hydropisie considérable des méninges et des ventricules latéraux et un ramollissement général du cerveau. Cet organe subissait évidemment sous l'empire de l'hydropisie méningée une pression des plus fortes qu'est venu accroître subitement l'épanchement sanguin. Cette dernière lésion n'a puisé son cachet de gravité que dans les conditions morbides qui avaient déjà envahi le cerveau tout entier depuis longtemps, et on pourrait très bien admettre qu'une altération aussi légère et aussi peu étendue serait passée inaperçue si elle s'était produite au sein d'un organe intact.

Telles sont, ce me semble, les explications rationnelles à produire à propos de quelques variétés dans les manifestations symptomatiques chez des sujets dont l'autopsie a montré les traces d'épanchement sanguin entre la pie-mère et le feuillet viscéral de l'arachnoïde.

Les phénomènes qui s'observent à une époque un peu éloignée de la mort trouvent leur justification dans les altérations organiques coïncidentes. Mais parmi ces dernières il en est plusieurs qui doivent plutôt être considérées comme complications de l'hémorrhagie, et j'ai signalé comme telles, l'hémorrhagie entre la pie-mère et la substance même du cerveau; celle des ventricules latéraux, les traces de méningite et d'encéphalite aiguë. Mais pour admettre que ces dernières lésions soient de véritables complications, qu'elles aient eu leur point de départ, leur cause efficiente dans l'hémorrhagie, il faudrait supposer que celle-ci n'a pas toujours une terminaison funeste aussi rapide, et que les sujets ont survécu assez de temps pour qu'une phlegmasie des méninges ou du cerveau se soit produite. La possibilité de ce fait ne peut être mise en doute, bien que dans ces cas l'épanchement sanguin se soit montré le même que dans ceux où la mort a dû être subite et instantanée. J'ajoute d'ailleurs que chez les sujets qui ont présenté ces complications, la mort avait été la suite de toute autre lésion que de l'hémorrhagie méningée.

A côté de ces faits, dans lesquels ont été observés des symptômes révélateurs d'hémorrhagie, il en est d'autres en assez grand nombre dans lesquels un épanchement parfois peu étendu, il est vrai, mais quelquefois tout aussi abondant que dans les précédents, a existé en l'absence de tout phénomène symptomatique capable de le révéler. Comment rendre raison de ces derniers faits ? c'est ce que je veux examiner ici.

J'aurai à revenir quelques instants sur la manière dont se fait l'hémorrhagie extra-arachnoïdienne viscérale et à rechercher si de la différence du mode de production ne ressortent pas les variétés de manifestations symptomatiques.

Je ne tiens compte en ce moment que du mode de production le plus fréquent de l'hémorrhagie, l'exsudation à travers les parois vasculaires ; l'épanchement sanguin par exhalation se fait-il subit, rapide, ou se produit-il d'une manière lente et progressive ? Cette question que j'ai dû poser déjà à propos de l'hémorrhagie intra-arachnoïdienne où en raison de la quantité considérable de sang épanché, elle semblait avoir une importance considérable, ne me semble pas ici laisser la même incertitude du moins pour la plupart des cas. Le plus souvent, en effet, l'hémorrhagie est très peu abondante et n'a pu exiger un très court instant pour se produire telle que nous la constatons à l'autopsie. Dans les cas où l'afflux du sang est plus grand sans jamais cependant être bien copieux, nous pouvons admettre qu'il se fait aussi dans un temps assez court. Nous avons d'ailleurs comme base d'appréciation à cet égard, la marche des phénomènes symptomatiques, et dans les faits qui précédent, ils viennent en général confirmer l'opinion d'une production rapide de l'hémorrhagie. Rappelons les manifestations symptomatiques et efforçons-nous de les séparer de ceux qu'on doit rattacher aux autres altérations dont le cerveau était simultanément le siége chez nos aliénés. La folie et les lésions diverses qui l'accompagnent sont ici hors de cause, l'hémorrhagie méningée s'est produite alors que déjà les troubles de l'intelligence existaient depuis long-temps.

Nous avons trouvé dans la plupart des faits une perte subite de connaissance accompagnée parfois de convulsions, de coma, et se terminant assez rapidement par la mort. Je me demande si ce sont là les symptômes ordinaires de l'épanchement sous l'arachnoïde. Je n'hésiterais pas à répondre par l'affirmative si je n'avais pour base de mon jugement que les faits dont j'ai tenu compte jusqu'ici. Mais à côté de ceux-ci il en est d'autres qui ne peuvent leur être assimilés, et dans lesquels une lésion à peu près égale en étendue ne s'est accompagnée d'aucun des phénomènes fonctionnels que je viens de signaler. Force nous est donc de reconnaître que ces derniers devraient dépendre d'une autre condition existant simultanément avec l'hémorrhagie. Or, que trouvons-nous dans ces cas dont nous ayons à tenir compte? d'abord des lésions multiples, profondes, qui ont pour siège la substance même du cerveau, mais qui par leur date, évidemment antérieure, doivent être mises hors de cause. Il faut ici une condition récente et de nature assez grave pour rendre raison de la plupart des désordres fonctionnels manifestés du côté du cerveau. Je ne vois qu'une chose qui puisse en être comptable, c'est la congestion sanguine considérable dont le cerveau et ses membranes sont devenus le siége. On ne peut nier que la congestion cérébrale portée au point extrême où nous l'avons observée dans plusieurs des faits précédents, ne puisse déterminer tous les phénomènes symptômatiques graves que je viens d'exposer. Ce que dans la science on désigne encore sous le nom de coup de sang n'a pas d'autre détermination organique que l'état congestif dans une mesure extrême du cerveau et des méninges.

J'ai observé plusieurs fois des faits de morts subites qui ne m'ont donné à l'autopsie d'autre lésion organique qu'une congestion du cerveau. Tous les phénomènes symptomatiques de l'apoplexie cérébrale, perte subite de connaissance, abolition de la sensibilité et des mouvements volontaires, convulsions générales, contractures musculaires, coma plus ou moins profonds, peuvent se manifester comme le produit de l'état congestif du cerveau. Si pareils phénomènes adviennent alors que le cerveau avait conservé jusque là des conditions d'intégrité parfaite, on devra peu s'étonner de les rencontrer dans les cas où cet organe est déjà le siége de nombreuses et profondes lésions. Il n'y a nul embarras dès lors à expliquer de cette manière les faits qui précèdent. Ne prenons pas cependant des conclusions prématurées; tous les faits de congestion cérébrale ne se comportent pas de cette manière, et nous voyons tous les jours de simples étourdissements, des céphalalgies, l'engourdissement général, la torpeur, que l'on rattache avec raison à la simple congestion du cerveau, se dissiper assez rapidement sous l'influence de quelques révulsifs ou d'une saignée. On peut très-bien, à mes yeux, expliquer ces faits en les considéran comme les produits d'une congestion médiocre et qui eût produit des troubles fonctionels plus graves si elle fût arrivée à des proportions plus considérables, et si, au lieu de tendre à la résolution, elle fût demeurée persistante pendant un temps plus prolongé. La congestion cérébrale observée dans les faits qui précèdent était très forte dans quelques-uns, moins considérable dans d'autres, et si elle peut rendre raison des premier phénomènes symptomatiques manifestés à son apparition, elle n'explique pas la persistance, l'aggravation de ces désordres et la mort qui les termine ; car on voit tous les jours le cerveau et les méninges congestionnés à un degré au moins égal chez des sujets qui ont succombé à des lésions étrangères au cerveau et qui n'ont offert aucun trouble fonctionnel du côté de ce dernier organe.

Nous avons donc à rechercher une autre cause des trrobles fonctionnels et de la terminaison funeste de ces cas. Il serait difficile de ne pas attribuer à l'épanchement sanguin des méninges une part considérable d'influence dans la production des phénomènes observés. Le sang exhalé de ses vaisseaux doit déterminer sur les membranes qu'il recouvre une irritation très vive qui se communique bientôt à la surface même du cerveau, et produit les désordres fonctionnels que nous avons vus.

Une compression plus ou moins prononcée de cet organe doit en être aussi la conséquence ; elle ne peut être mise en doute quand l'épanchement est abondant et étendu à une large surface ; quand il est moindre et circonscrit, elle devrait être moins considérable ; mais s'il s'agit d'un organe subissant déjà depuis longtemps une étreinte croissante sous l'influence d'une accumulation de sérosité qui a envahi non seulement toute sa surface, mais a rempli encore ses cavités et le presse ainsi dans tous les sens, on conçoit que l'arrivée subite d'une nouvelle quantité, si minime qu'elle soit, de liquide doit peser sur cet organe au point d'en entraver complétement l'exercice fonctionnel ; et tel était le cas de la plupart des faits dans lesquels une hydropisie du cerveau et des méninges avait précédé l'aupparition de la congestion et de l'hémorrhagie.

Il ne me semble pas qu'on puisse expliquer d'une autre manière les conséquences funestes qu'ont entraînées la congestion et l'hémorrhagie méningée.

Mais je n'ai pas résolu toutes les difficultés, et si l'explication que je viens de produire rend raison d'un certain nombre de faits, elle ne peut être acceptée pour ceux dans lesquels aucun symptôme pendant la vie n'est venu révéler la présence de l'hémorrhagie, et où la mort a été le résultat de lésions organiques complétement étrangères au cerveau. Ce dernier organe, il est vrai, était dans plusieurs le siége de lésions anciennes; mais elles ne sont intervenues en rien dans la terminaison funeste, et pas plus que l'hémorrhagie méningée elles n'ont révélé leur existence par d'autres manifestations que les troubles de l'intelligence qu'ils avaient entraînés depuis longtemps. Il faut donc rechercher les causes de cette différence. Comment une hémorrhagie, au voisinage d'un organe si important que le cerveau, peut-elle se produire sans déterminer des troubles graves dans les fonctions de l'organisme ? Cette lésion s'accompagne-t-elle toujours ou non de signes révélateurs? et en cas d'affirmative, quels sont ces signes?

HÉMORRHAGIES EXTRA-ARACHNOIDIENNES VISCÉRALES.

On a cru quelquefois pouvoir trancher d'un seul mot toutes ces difficultés, en disant que ces lésions sont le produit de la mort ou des derniers temps de l'existence, et que dès lors on ne doit pas s'étonner de n'en avoir pas constaté de signes révélateurs pendant la vie. Cette question mérite d'être examinée avec quelque détail eu égard à son importance au point de vue des lésions qui m'occupent en ce moment. Considérons donc successivement toutes les causes capables de développer sur le cadavre des altérations analogues à celles dont il s'agit.

L'élévation de la température, qui entraîne plus rapidement la décomposition, peut déterminer dans certains tissus de l'organisme des altérations analogues. On observe, en effet, quelquefois dans ces conditions des extravasions sanguines à la surface des membranes séreuses, telles que le péritoine, le péricarde, ou les plèvres ; la séreuse du cerveau n'est pas exempte de ces altérations ; il ne serait donc pas étonnant que les ecchymoses sous-arachnoïdiennes fussent le résultat de la chaleur atmosphérique alors que l'ouverture du cadavre s'est trouvée un peu retardée.

On ne peut révoquer en doute la réalité dans certains cas d'un pareil travail spontané dans le cadavre, et je dois l'aveu que dans une de mes observations il en a été ainsi. La température élevée de l'atmosphère, un faible commencement de décomposition, la coïncidence des plaques ecchymotiques de l'arachnoïde avec la même altération développée dans plusieurs points assez étendus de la surface du péritoine au voisinage de l'estomac et des intestins grêles; tels étaient les motifs qui m'avaient fait admettre la possibilité d'une pareille filiation ; si néanmoins j'ai relaté ici ce fait, c'est que l'*exhalaison* ecchymotique des méninges m'avait semblé considérable pour être attribuée toute entière à cette cause, et qu'une partie avait bien pu s'être produite pendant la vie. Mais ce fait mis à part. je constate pour les autres l'absence de ces conditions. L'arachnoïde n'est pas la première des séreuses dans laquelle une pareille lésion devrait se produire sous l'influence de la chaleur et d'un commencement de décomposition, et si on la rencontre dans ce seul siége sans que ni le péritoine ni le péricarde, ni les plèvres, n'offrent d'altération analogue, on sera justifié à mes yeux à repousser l'idée d'un produit cadavérique. Eh bien, pour les autres faits je n'ai noté cette altération nulle part ailleurs ; ensuite la mort de ces sujets a eu lieu sous des températures différentes et à part trois cas, parmi lesquels se trouve celui que je viens de citer, les cinq autres ont été observés en février, avril et novembre, époques de l'année où la décomposition cadavérique n'est pas d'ordinaire bien hâtive.

La position donnée au cadavre au moment de la mort et maintenue jusqu'à l'heure de l'autopsie fait accumuler les fluides vers les parties les plus déclives, et peut y déterminer par suite une extravasion dangereuse. Je puis affirmer que cette cause ne s'est pas rencontrée chez nos sujets; la position qu'on leur donne à l'amphithéâtre est horizontale, mais la tête est soulevée par un billot. D'ailleurs si cette cause était intervenue, ce serait aux parties les plus déclives de la surface du cerveau que se rencontreraient constamment nos ecchymoses sous-séreuses, et c'est presque toujours ailleurs qu'elles s'observent. Leur siége le plus fréquent est la partie antérieure ou moyenne de la surface convexe, ou la partie moyenne de la base.

Lorsqu'au moment de la mort une congestion sanguine très forte existait du côté du cerveau et des méninges, une extravasion plus ou moins considérable peut avoir lieu après la mort sous l'influence seule de la turgescence considérable dont les vaisseaux ont été le siége. Personne ne viendra assurément contester la possibilité d'un tel fait; mais je ne vois pas qu'on puisse invoquer cette condition comme cause explicative de ceux qui m'occupent. L'ecchymose sous-arachnoïdienne a existé dans plusieurs sans nulle trace d'hyperémie et dans quelques-uns seulement avec une très légère congestion vasculaire des méninges. Je ne trouve pas encore là de raison plausible pour admettre la production après la mort de l'hémorrhagie méningée. — Elle n'est donc pas une altération cadavérique.

Mais ne se produit-elle pas quelquefois dans les derniers temps de la vie, et ne vient-elle pas alors accélérer par sa présence la terminaison funeste? Voyons. — Je comprendrais difficilement, je l'ai dit, l'existence d'une lésion même peu considérable au voisinage d'un organe aussi important que le cerveau, sans l'apparition de troubles fonctionnels du côté de cet organe. Cependant ces lésions ne sont pas le fruit de la mort; elles se produisent pendant la vie. Mais si ce n'était que dans les derniers temps de l'existence qu'elles font leur apparition, on pourrait croire que les troubles fonctionnels graves inhérents à la maladie qui va entraîner la mort, viennent masquer ceux de l'hémorrhagie des méninges, et qu'au milieu de la confusion des derniers instants, ceux-ci passent inaperçus.

Ce point de vue n'est assurément pas invraisemblable, et devant la difficulté d'expliquer l'existence de la lésion actuelle en l'absence de signes révélateurs, il peut très bien être admis comme l'expression de la vérité.

Voyons donc dans quelles conditions s'est produit l'épanchement sous-arachnoïdien alors que les sujets ont succombé par suite d'altérations organiques étrangères au cerveau. Considérons-les d'abord dans les faits qui ont donné matière à ces remarques, puis dans tous les cas où la science fait constater d'ordinaire cette même lésion des méninges. Notons d'abord pour les premiers les causes de la mort. Dans quatre cas, les sujets ont succombé par suite d'affections chroniques des organes thoraciques (phthisie pulmonaire, pneumonie chronique, gangrène des poumons, emphysème pulmonaire), trois fois ces affections ont entraîné le dernier degré de marasme; dans tous une dyspnée très forte et une réaction fébrile intense ont accompagné les derniers temps de la vie. Sous l'empire de pareilles conditions, on conçoit très bien la découverte à l'autopsie d'une congestion sanguine du cerveau et des méninges, et que, par suite de l'extrême débilité des sujets et du relâchement général des tissus, une exhalation sanguine à travers les parois vasculaires distendues a pu avoir lieu. C'est d'ailleurs un fait que l'observation m'a montré bien souvent, que l'existence de l'hyperémie du cerveau et des méninges en même temps que l'épanchement ecchymotique sous-arachnoïdien dans les affections graves des organes thoraciques, et mes souvenirs me fournissent depuis que ce travail est commencé plusieurs cas de pleurésie aiguë, s'accompagnant de dypsnée très vive et de fièvre intense, terminés rapidement par la mort, dans lesquels cette lésion des méninges s'est rencontrée à un très haut degré, et qui, n'ayant pas fourni pendant la vie de signes révélateurs, a dû être le travail des derniers instants. On pourrait, ce semble, saisir un rapport constant entre cette lésion cérébrale et les causes diverses qui mettent obstacle au libre exercice fonctionnel des organes de la respiration, soit que par suite de cet obstacle, les efforts de l'organisme amènent un surcroît d'accumulation sanguine vers l'encéphale, soit que le renouvellement du sang par l'action de l'air n'étant pas complet, ce fluide altéré ne porte plus aux tissus divers l'activité nécessaire à l'exercice de leurs fonctions, et leur relâchement explique l'exhalation qui s'opère dans certains points. Quelle que soit d'ailleurs l'explication, on ne peut nier la réalité de ce rapport; toutes les fois que le sang ne reçoit plus dans les poumons l'action vivifiante de l'air atmosphérique, la turgescence vasculaire des méninges et du cerveau et l'exhalation sanguine sous-arachnoïdienne se rencontrent le plus souvent, quand la mort a lieu dans ces conditions.

Dans les quatre autres faits, c'est la suppuration gangréneuse (infection purulente), et l'anasarque (hydroémie) qui sont signalés comme cause de la mort, c'est-à-dire dans tous ces cas débilité générale, marasme, et par suite lésion générale évidente, de tout l'organisme, par altération du fluide sanguin. On n'a nulle peine à concevoir ici que l'altération du sang entraîne bientôt à sa suite une lésion profonde de tous les tissus, et que dès lors sous l'empire de la sur-activité de la circulation dans les violents paroxismes fébriles des derniers jours, l'exhalation extra-vasculaire se produise avec facilité. Remarquons encore que dans ces derniers cas, l'ecchymose méningée s'est faite en l'absence de toute trace d'hyperémie préalable ; ce qui vient d'ailleurs confirmer encore l'idée que la lésion des tissus, en même temps que l'altération des fluides, a pu en dehors de toute influence mécanique, déterminer cette affection. Telle est, à mes yeux, l'explication rationnelle de ces lésions méningiennes dont les phénomènes symptomatiques inaperçus se trouvaient confondus avec les troubles généraux que produisaient des altérations plus graves et se fussent manifestés sans doute dans des conditions toutes différentes.

Diagnostic. — L'hémorrhagie extra arachnoïdienne se traduit d'ordinaire par l'apoplexie foudroyante ; elle tue instantanément, ou bien elle est suivie d'un état comateux en général de courte durée, puis de la mort. Des phénomènes convulsifs suivis de contracture ont quelquefois précédé la mort de quelques heures ; telles sont les seules indications quelque peu positives que nous fournit cette affection. Mais quelle lésion grave et subite du cerveau ne présente pas tous ces symptômes ? Depuis la simple congestion jusqu'à la destruction de la pulpe cérébrale dans une certaine étendue par un épanchement sanguin ; depuis l'hydropisie des méninges jusqu'aux ramollissements chroniques plus ou moins étendus de la substance du cerveau, quels autres troubles fonctionnels que ceux que je viens de dire peuvent se manifester ? Le début de toutes ces lésions est le même, et ce n'est que plus tard, si la mort n'arrive pas immédiatement, que les phénomènes symptômatiques se montrent différents. Où donc puiser les éléments spéciaux de l'affection qui m'occupe? Il faut le reconnaître, la solution de cette question est impossible. Quand un sujet tombe subitement frappé d'apoplexie foudroyante, rien ne démontre qu'il ait succombé à une hémorrhagie extra-arachnoïdienne, et on peut avec tout autant de vraisemblance admettre l'existence d'une hémorrhagie intra-arachnoïdienne ou dans la substance même du cerveau. Une recherche cependant pourrait servir à éclaircir un peu cette question; elle consisterait à relever tous les faits de mort subite par le cerveau et à signaler les lésions que l'investigation cadavérique démontrerait comme cause de la mort. Cette recherche donnerait le rapport de l'hémorrhagie extra-arachnoïdienne avec les autres causes de mort foudroyante par lésion du cerveau. Or, en recueillant mes souvenirs à ce sujet, je crois pouvoir affirmer que la première de ces lésions est celle qui se rencontre le plus fréquemment.

Nulle indication possible ne peut faire discerner les hémorrhagies intra-arachnoïdiennes de celles qui ont lieu en dehors de la séreuse. Il semblerait cependant que dans les cas où les phénomènes de l'apoplexie ne sont pas immédiatement suivis de mort, et quand il ne subsiste pas de paralysie des membres à la suite, il y a lieu de soupçonner une hémorrhagie dans la cavité séreuse, tandis que l'épanchement extra-arachnoïdien sera plutôt révélé par la mort foudroyante.

Pronostic. — Nul doute que cette affection ne doive être considérée comme étant de la dernière gravité. La mort, dit M. Prus, est la terminaison constante de cette maladie.

On la rencontre souvent, je l'ai dit, dans des cas où la mort a été le résultat de lésions tout à fait étrangères; il faut admettre alors que l'hémorrhagie s'est produite dans les derniers instants de l'existence, et n'a fourni pendant la vie aucun signe de sa présence. La gravité des hémorrhagies extra-arachnoïdiennes semble l'emporter sur celles qui ont lieu au sein même de la cavité séreuse. Ces dernières ne sont pas constamment suivies de mort, tandis que pour les autres la mort est constante et rapide.

Étiologie des hémorrhagies méningées. — Je n'ai pas dessein de parcourir ici toute la série des causes qui peuvent contribuer en quelque manière à la production des hémorrhagies méningées, je veux seulement en signaler quelques-unes qui se sont révélées souvent dans le cours de mes recherches et m'ont paru dignes de quelque attention.

Je n'éclaircirais sans doute pas beaucoup la question en signalant comme cause de l'affection qui m'occupe toutes celles des hémorrhagies en général. On conçoit bien que les conditions qui déterminent un afflux anormal de sang vers un organe y posent par le fait une prédisposition à l'hémorrhagie. Le cerveau et ses enveloppes membraneuses ne font pas exception à cet égard. Toutes les causes qui amènent une turgescence vasculaire de ces parties y rend plus imminent l'épanchement sanguin. La congestion cérébrale est donc une cause prédisposante de l'hémorrhagie des méninges. Ce n'est pas d'elle cependant que je veux m'occuper ici. Je me contente de la signaler.

Il en est d'autres qui, par leur fréquence, méritent à mes yeux une mention spéciale ; elles consistent dans les conditions organiques de l'encéphale et dans les modifications que subit dans certains cas le fluide sanguin. Les altérations profondes qu'éprouve l'encéphale et qui se traduisent si souvent par les phénomènes de la démence et de la paralysie générale, constituent les prédispositions les plus fréquentes des hémorrhagies des méninges : je fais allusion ici à deux lésions organiques graves qui peuvent se montrer isolément, mais qui existent le plus souvent ensemble. La première est l'hydropisie des méninges et du cerveau ; la deuxième est le ramollissement général et uniforme du cerveau. Sur les 40 faits observés, ces deux lésions se sont montrées simultanément 15 fois ; le ramollissement seul, trois fois ; l'hydropisie des méninges et du cerveau, 4 fois. De quelles manières agissent ces lésions par rapport à l'hémorrhagie qui m'occupe ? Ce n'est évidemment qu'en modifiant l'organisme et le cerveau en particulier, dans le sens d'une excessive débilitation.

Ce ramollissement général de la masse encéphalique ne peut exister sans produire, outre les désordres fonctionnels directs qui se traduisent par l'affaiblissement et même l'abolition complète des facultés de l'intelligence, des troubles marqués dans toutes les fonctions, et s'il n'en entrave pas complètement l'exercice, il en affaiblit du moins l'activité ; les plus importantes, celles qui concourent à l'élaboration des fluides les plus précieux perdent de leur énergie, et cet état se traduit bientôt par un appauvrissement marqué du fluide sanguin ; c'est de cette manière que s'exerce à mes yeux l'influence dans l'hémorrhagie des méninges du ramollissement général du cerveau. Du côté de l'organe spécial, relâchement, débilité et défaut presque absolu de résistance en face de la turgescence vasculaire des méninges et du cerveau ; du côté des fluides de l'organisme, viciation par débilité excessive, et par suite, tendance à l'exhalation à travers les parois vasculaires.

L'hydropisie des méninges, compagne ordinaire de cette altération cérébrale, est le premier produit de ce travail de débilité ; il vient encore accroître les chances de l'hémorrhagie alors que, par une cause quelconque, telle que agitation maniaque, convulsions épileptiques, travail phlegmasique des méninges ou du cerveau, réaction fébrile, etc., etc.... survient une congestion sanguine du cerveau ou de ses membranes.

Cependant, bien que ces altérations organiques se rencontrent souvent, il reste encore un bon nombre de cas où elles font défaut. Ici, nulle lésion autre que l'épanchement sanguin n'apparaît dans le cerveau. L'affection qui a entraîné la mort est, ou l'hémorrhagie elle-même, ou une maladie étrangère à l'encéphale. Où donc trouver, pour ceux-ci, la condition prédisposante de l'épanchement arachnoïdien?

J'ai remarqué que toutes les fois qu'une hémorrhagie méningée s'est produite en l'absence des altérations organiques de l'encéphale que j'ai signalées tout à l'heure, la mort des sujets avait été le résultat direct d'une affection des organes respiratoires, soit aiguë, soit chronique, et précédée des phénomènes subits de l'asphyxie ou d'une gêne très-grande et prolongée de la respiration. Treize fois sur quarante, les sujets qui ont servi à mes recherches ont succombé dans ces conditions, et c'est là que sont placés la plupart de ceux qui ont présenté à l'autopsie des traces d'hémorrhagie méningée dont aucun phénomène symptômatique n'est venu révéler l'existence.

Le rapport entre ces épanchements sanguins et les affections pulmonaires ne me semble pas inexplicable. Toutes les causes qui entravent l'exercice fonctionnel des organes respiratoires deviennent un obstacle au renouvellement vital du sang, et par suite une cause de débilité générale.

Il est évident que le sang qui n'a subi qu'imparfaitement l'élaboration vivifiante de l'air atmosphérique, n'est pas apte à porter aux organes l'activité de la vie, et le cerveau est évidemment l'un des premiers à subir la peine de ce défaut de stimulation. Le sang artériel est l'agent principal de son activité : mais si le sang cesse d'acquérir dans les poumons cette qualité, ou s'il la reçoit imparfaitement, si les artères admettent du sang veineux; la stagnation de celui-ci dans les vastes sinus des méninges y produit une turgescence considérable, et une exhalation à travers les parois veineuses comme à travers les vaisseaux capillaires ne tardera pas à avoir lieu.

Deux causes interviennent donc ici pour produire l'hémorrhagie :

1° La congestion sanguine de l'encéphale sous l'empire des obstacles à la circulation pulmonaire; c'est alors un phénomène analogue à celui de l'asphyxie qui se produit; et tout le monde sait que dans les cas de mort de ce genre, la congestion cérébrale et l'exhalation sanguine dans les méninges ne font presque jamais défaut ;

2° L'altération du sang par défaut de l'hématose, conduit dans les canaux artériels un fluide étranger pour eux qu'ils laissent plus facilement échapper à travers leurs parois.

La viciation du sang est donc une cause dont il faut tenir compte dans la production des hémorrhagies méningées; qu'elle vienne du défaut d'élaboration dans les poumons du sang veineux, ce que nous observons le plus souvent, ou qu'elle résulte d'une infection par le pus ou par des miasmes virulents, ce fluide profondément altéré s'exhale plus facilement à travers les parois vasculaires chargées de le contenir et s'épanche ainsi au milieu de nos organes. J'ai constaté dans un cas, l'hémorrhagie intra-arachnoïdienne développée sous l'empire d'une infection purulente.

Ce n'est pas seulement, d'ailleurs dans les méninges, que se rencontrent des hémorrhagies chez les sujets qui succombent dans le cours d'un travail morbide, qui révèle l'infection purulente ; d'autres organes sont aussi bien souvent le siége d'épanchements sanguins; mais il n'en est pas peut-être, où ils se montrent plus fréquemment que dans les premières. On sait que les sujets qui meurent dans le cours de la fièvre typhoïde laissent apercevoir dans les méninges des traces d'hémorrhagie; or, c'est aussi par l'altération que subit le sang dans cette maladie qu'on peut rendre raison de la fréquence de cette lésion organique. Je n'ai pas eu l'occasion jusqu'ici de constater l'hémorrhagie intra-arachnoïdienne à la suite de l'état typhoïde; mais le fait est si commun, que personne, je crois, ne viendra le révoquer en doute.

Quelques indications thérapeutiques des hémorrhagies méningées.

Basée sur l'apparition des premiers phénomènes symptômatiques et modifiée par les indications de l'organisme individuel et des affections intercurrentes, la thérapeutique des hémorrhagies des méninges ne sera pas autre que celle de toutes les affections graves et subites du cerveau avec lesquelles elle aura été inévitablement confondue. Il faudrait donc ici exposer la médication complète de l'apoplexie et de plusieurs autres lésions de l'encéphale; tel n'est pas mon dessein. Je veux seulement appeler l'attention sur quelques indications particulières que présente cette affection dans son cours; les autres lésions qui l'accompagnent ou qui pourront donner le change sur sa présence, trouveront aussi dans ce qui va suivre, leurs ressources les plus efficaces.

On comprend que c'est au point de vue de ce que j'ai dit à propos de l'étiologie des hémorrhagies méningées que je veux poser ici quelques indications spéciales.

J'embrasserai dans une investigation commune les hémorrhagies intra-arachnoïdiennes et celles qui ont lieu en dehors de cette cavité. Les premières se forment souvent, comme je l'ai dit, en l'absence de toute manifestation symptômatique ; les secondes, sont si rapidement suivies de mort, qu'il n'y a, pour ainsi dire, nulle place réservée à la thérapeutique. Aussi, est ce aux conditions prédisposantes de ces hémorrhagies, que doivent s'adresser les efforts de la science. J'ai posé, à propos de l'étiologie, celles de ces conditions qui m'ont paru les plus importantes, c'est à les modifier et à les effacer que doit tendre toute l'action médicale. Voyons donc quelles voies nous sont ouvertes, et quelles règles nous aurons à suivre. La plus fréquente, et celle contre laquelle nos ressources thérapeutiques les plus efficaces peuvent être dirigées, c'est la congestion sanguine du cerveau et de ses membranes.

Tout ce qui peut prévenir cette disposition, ou en arrêter les progrès, quand elle apparaît, constitue donc la première indication. Les émissions sanguines générales dans les limites de ce que comportent les conditions individuelles trouvent donc ici une large application. Les évacuations locales soit à titre de saignées déplétives au voisinage de l'encéphale, soit comme moyen fluxionnaire dans un point éloigné, telles que celles des vaisseaux hémorrhoïdaires et des membres inférieurs sont également indiquées; les agents révulsifs intestinaux ou cutanés ont aussi leur part d'influence. Les premiers seront doublement utiles si, comme l'aloès, ils déterminent vers l'extrémité du tube intestinal une turgescence vasculaire au profit du cerveau ; les seconds en provoquant dans un point éloigné une irritation réellement efficace. C'est enfin la thérapeutique complète de la congestion cérébrale qui trouve ici son application.

Mais tous les cas d'hémorrhagie méningée ne préludent pas par la congestion cérébrale; ceux qui ont pour point de départ les lésions graves de l'encéphale que j'ai signalées tout à l'heure réclament une médication différente. Il n'est pas impossible qu'un cerveau baigné de toutes parts par la sérosité et devenu le siège d'une profonde altération de consistance, soit en même temps affecté de congestion sanguine. Cela est rare sans doute, — dans ce cas la thérapeutique de ce dernier état ne peut être appliquée qu'avec grande réserve ; les émissions sanguines doivent être fort limitées; les lésions organiques de l'encéphale entraînent à leur suite un état de débilité générale, un ralentissement de toutes les fonctions, et la paralysie générale n'est qu'une des manifestations de la décroissance de vitalité qui atteint l'économie toute entière.

On conçoit que chez de pareils sujets les pertes de sang ne peuvent avoir que des conséquences fâcheuses, puisqu'elles viennent accroître la débilité; et la tendance à la production d'exhalations séreuses, à la formation d'escarres gangréneuses aux parties qui sont le siège d'une pression prolongée, n'en deviendrait que plus grande. C'est cet état même d'affaiblissement général qui est à mes yeux la cause des hémorrhagies. La thérapeutique a donc ici pour devoir de combattre les altérations cérébrales que je viens de dire par les révulsifs les plus énergiques qui ne doivent pas craindre, vu l'absence presque complète de réaction vitale de se raprocher du siége même des lésions. Mais il faut l'avouer, c'ést avec bien peu d'espoir de succès que l'emploi de ces médications a lieu. La démence paralytique, qui révèle d'ordinaire la présence de ces altérations résiste constamment à toute médication et ne suit presque jamais de marche décroissante. Cependant le découragement serait ici mal venu, et l'incertitude du degré de gravité qu'a atteint l'altération du cerveau oblige à persister, quand même, dans l'emploi d'une médication rationnelle.

A une certaine période de la démence paralytique, les sujets au milieu d'une langueur et d'une débilité nerveuse extrême, présentent une certaine activité des fonctions digestives, et parviennent parfois à une remarquable obésité; c'est dans ces conditions que se produisent chez eux de fréquentes congestions cérébrales, et par suite sous l'empire d'une indigestion, d'une chute ou bien, chose plus rare, un éclat de colère, une apoplexie des méninges. Dans de telles conditions, les évacuations sanguines très modérées sont généralement employées avec quelque avantage; mais il serait dangereux de les faire copieuses ou de les répéter souvent. Je me suis applaudi alors de petites évacuations sanguines locales et renouvelées périodiquement soit au siége par les sangsues soit à la base du crâne par des ventouses scarifiées appliquées en petit nombre et à des intervalles très rapprochés. Ce dernier moyen, conseillé depuis longtemps contre les phénomènes de la démence paralytique, m'a semblé combattre efficacement les congestions sanguines intercurrentes de la paralysie générale, ralentir même les progrès de cette dernière affection; et je continue à l'employer avec quelque confiance.

Mais à une autre phase de la démence paralytique, alors que cesse cette disposition à l'obésité, et que la tendance gangréneuse se prononce davantage, il y a lieu de redouter les conséquences de toute évacuation sanguine. Les révulsifs ici sont des hors-d'œuvre; il s'en forme de nouveau chaque jour, et plus que n'en voudrait la thérapeutique; la débilité générale s'accroît et se traduit par des exhalations séreuses au sein du tissu cellulaire.

La médication tonique est alors indiquée, et outre celle qui résulte d'un régime substantiel, les préparations amères, celles de quinquina spécialement, et les ferrugineux peuvent être utilement appliquées. Dans ce degré extrême de la démence paralytique, la débilité générale ne tient pas uniquement à la lésion organique de l'encéphale, ou du moins si cette seule cause peut être invoquée au début, elle se complique bientôt d'un autre genre d'altération dont le sang est spécialement le siége. La pâleur générale, la tendance aux hydropisies dénotent assez que le fluide sanguin se trouve privé en partie de ses éléments solides et pourvu d'une surabondance de sérosité. C'est contre cette sorte de lésion qu'est dirigée cette dernière partie de la thérapeutique; en rendant au sang ses conditions normales, elle prévient les collections séreuses, de même que les exhalations sanguines qui apparaissent comme conséquence de l'extrême débilité. Un autre genre d'altération du fluide sanguin s'observe aussi dans certains cas comme cause prédisposante de l'hémorrhagie méningée, je veux parler de l'infection purulente qui advient quelquefois à la suite de vastes escarres gangréneuses, dans les derniers degrés de la paralysie générale. C'est alors à la thérapeutique de cette grave affection qu'il faut s'adresser uniquement.

J'ai signalé plus haut les fréquents rapports qui existent entre l'hémorrhagie des méninges et les maladies des organes respiratoires. C'est parce que ceux-ci sont insuffisants à l'élaboration complète du sang qui par suite conserve des qualités incompatibles avec le maintien de la vie, que l'affection de ces organes devient une prédisposition aux hémorrhagies des méninges. Mais toujours alors, c'est dans les derniers instants de la vie que s'opère cette lésion, et la mort qui s'ensuit presque immédiatement ne laisse nulle place aux ressources médicales.

On remarquera que ces considérations thérapeutiques ne s'adressent que pour une bien faible part aux hémorrhagies des méninges elles-mêmes, et qu'elles sont plus spécialement dirigées contre quelques-unes de leurs conditions prédisposantes. C'est que, il faut l'avouer, la médication de ces hémorrhagies que j'ai suffisamment indiquée d'ailleurs en la confondant toute entière avec celle des apoplexies, se montre bien pauvre en résultats utiles ; tandis que celle qui s'attaque aux conditions diverses que j'ai posées parviendra souvent à préserver de cette affection alors qu'elle apparaît comme imminente en l'absence de toutes ces ressources.

L'extrême difficulté du diagnostic de ces affections, l'impossibilité de les distinguer complètement vu l'absence de phénomènes symptomatiques spéciaux justifient encore cette manière de procéder, qui, même en cas d'erreurs, respecte, du moins le premier et le plus important de nos axiomes de thérapeutique, *primo non nocere*.

www.ingramcontent.com/pod-product-compliance
Ingram Content Group UK Ltd.
Pitfield, Milton Keynes, MK11 3LW, UK
UKHW020320220726
13923UKWH00003B/1268